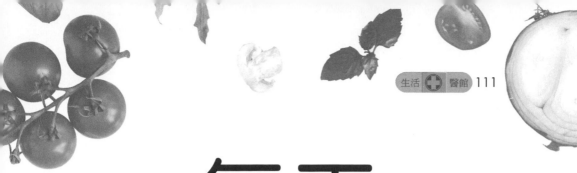

# 每天
# 清除癌細胞

防癌食物營養大揭祕，
22種關鍵營養素解析、65種特效食材大全、
9種常見癌症預防食療
營養師教你輕鬆預防癌症

清華大學營養與健康促進獎
防癌營養師 ｜ 王海玲 — 著

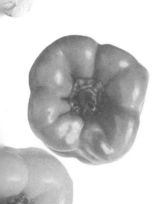

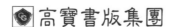

高寶書版集團

# 食物量示意圖
*Food quantity diagram*

## 穀類
### 60克 / 份

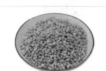
蕎麥 · 60克

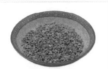
蕎麥 · 60克

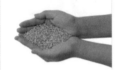
蕎麥 · 60克

## 豆類
### 50克 / 份

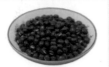
紅豆 · 50克

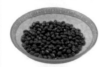
紅豆 · 50克

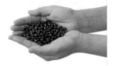
紅豆 · 50克

## 薯類
### 88~100克 / 份

馬鈴薯 · 100克

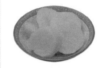
馬鈴薯 · 可食 88 克

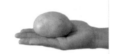
馬鈴薯 · 100克

## 肉類
### 100克 / 份

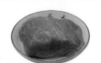
瘦肉 · 100克

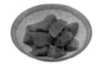
瘦肉 · 100克

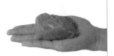
瘦肉 · 100克

## 蔬菜
### 100克 / 份

菠菜 · 100克

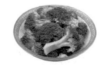
花椰菜 · 100克

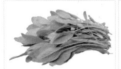
菠菜 · 100克

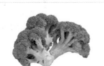
花椰菜 · 100克

菠菜 · 100克

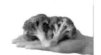
花椰菜 · 100克

## 水果
### 80~200克 / 份

蘋果 · 200克

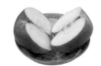
香蕉 · 120克

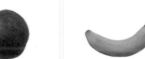
蘋果 · 200克
香蕉 · 可食 80 克

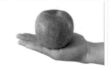
蘋果 · 200克

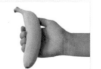
香蕉 · 120克

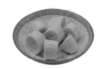

# 器具和參照圖
*Appliance reference picture*

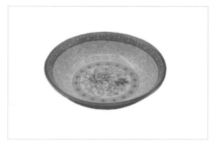

直徑 11.5 公分、深 3 公分

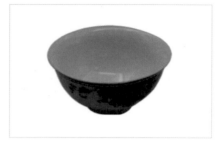

直徑 11.5 公分、深 3 公分

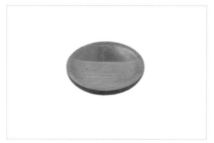

直徑 11.5 公分、深 3 公分

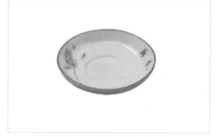

直徑 11.5 公分、深 3 公分

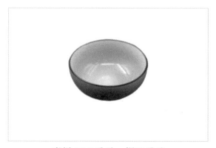

直徑 11.5 公分、深 3 公分

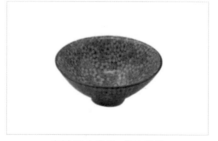

直徑 11.5 公分、深 3 公分

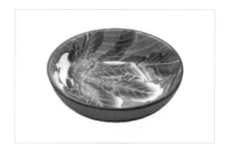

直徑 11.5 公分、深 3 公分

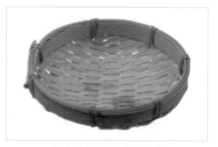

直徑 11.5 公分、深 3 公分

癌症，生活中經常聽說，人人談之色變。統計資料顯示，近年來，在人類疾病史中癌症已成為重要的死亡原因。

「乳癌」居女性高發癌症之首；另一方面，二十年來「肝癌」一直是全國十大癌症死因第一或第二名，「大腸癌」則居所有癌症發生率及死亡率的第二位及第三位。癌症給人們留下了「不治之症」的印象，令人望而生畏。

**癌症真的這麼可怕嗎？**

**癌症真的不可救治嗎？**

**癌症真的無法預防嗎？**

**答案：當然不是。**

現代研究發現，癌細胞產生的原因是基因結構的變異，隨著年齡的增長，每個人的身體內都有可能產生癌細胞，但不一定危及生命。很多癌症是可以通過早期發現、早期診斷、早期調養、早期治療而治癒的。即使是晚期癌症，通過合理的治療和調養，生存時間也可以延長，也就是說，癌症並不等於死亡，癌症是可防可控的。

大量醫學研究證實，至少有 35% 的癌症與飲食有關。**換言之，很多癌症是「吃」出來的。**

例如：經常吃滾燙食物的人，容易罹患食道癌。

喜歡大魚大肉、不愛吃青菜的人，患腸癌的概率較高。

長期酗酒的人，容易傷肝，會增加患肝癌的風險。

嗜吃煙燻、油炸或燒烤食物，會增加患胃癌或食道癌的概率。

此外，防癌專家指出：「從日常飲食中攝取均衡的營養，養成良好的飲食習慣，是遠離癌症的重要一步。」那麼，攝取什麼營養能防癌抗癌呢？家常食材怎麼吃才能發揮最佳的防癌功效呢？

基於此，我們精心編寫了《每天清除癌細胞》一書。我們編寫本書的目的，不是探討治療癌症的新方法，而是講述如何通過飲食來預防癌症，因為「預防勝於治療」。

本書開篇介紹了大家非常關心的有關癌症的常識，以說明讀者正確認識癌症，避免因對癌症的陌生而產生恐懼。接著，詳細介紹了 22 種防癌抗癌營養素、65 種防癌抗癌食材及常見癌症的飲食預防細節，從而指導讀者科學、有效地通過飲食來達到防癌抗癌的目的。

# CONTENTS

## 緒論

# Part ❶
# 調免疫、促排毒，
# 防癌首先要強健體魄

# Part ❷
# 膳食纖維，
# 整腸道、排毒素、防腸癌

# CONTENTS

## Part ❸
# 三大維生素，
# 預防癌症的王牌營養素

# Part ❹
# 礦物質，維持人體代謝，對抗癌細胞

# Part 5
# 植物化學物，防病、抗癌的新明星

# Part ❻
# 不可不知的其他防癌營養素

# Part ❼
# 這樣吃，容易誘發癌症

# Part 8
# 常見癌症的飲食預防

## 緒 論

# 關於防癌抗癌的 Q&A

## 癌細胞從何而來

　　癌症是惡性腫瘤，其細胞生長和分裂速度快於正常細胞，且往往會轉移到其他組織。那麼，癌細胞從何而來呢？

　　細胞是人體結構的基本單位，每時每刻都在新陳代謝。一個正常的細胞，大約可進行 70 次分裂，隨後便不再進行分裂，停止生長並逐漸凋零死亡。而在細胞生長、衰老的過程中，會受到一些致癌因素的影響，比如不良的生活習慣、營養失調、化學物質或輻射等，由此發生基因突變。變異的細胞首先形成核異質細胞，不過人體通過調節自身免疫力可消除這些核異質細胞，使細胞正常化。但如果致癌因素較強、持續存在或人體免疫力降低，核異質細胞就可能會變成癌細胞。一般情況下，癌細胞不按正常細胞的新陳代謝規律生長，而是無限制地迅速生長，從而破壞正常人體組織及其功能。

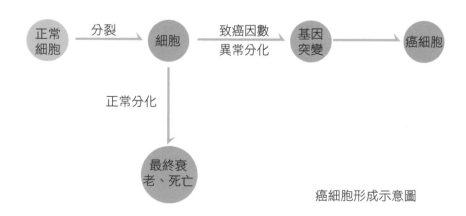

癌細胞形成示意圖

## 每個人體內都有癌細胞嗎

現實生活中人人談癌色變。其實每個人體內都有癌細胞，這並不是危言聳聽。病理學家經過大量屍體病理檢查後發現，死亡原因雖然不同，但幾乎每個人的體內都能檢驗出癌細胞，只不過絕大多數人體內癌細胞很少。

那麼，有了癌細胞是不是就會得癌症呢？答案是否定的。癌症專家指出：「癌細胞不等於癌症，也不等於腫瘤。」

科學研究表明，通常情況下，當癌細胞數目不超過 100 萬個的時候，機體自身的免疫力可以把它們消滅，比如人體內的白血球會把它們吞噬掉。但如果人體免疫力下降或致癌和促癌物質作用強烈，就會使癌細胞數目急劇增多，超過機體能夠自行消滅的數量，存活下來的癌細胞經過一段時間的積累，最終會誘發癌症。

也就是說，雖然人體內有癌細胞，但並不一定會得癌症，重點還在於預防。如果不重視預防的話，從癌細胞演變到癌症的時間就會縮短。反之，如果重視防癌抗癌，這個時間就會延長，患癌症的概率會大大降低，或者有生之年都不會被癌症侵襲。

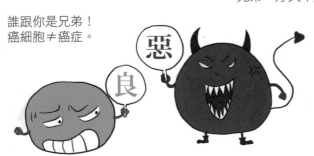

兄弟，好久不見！

誰跟你是兄弟！
癌細胞≠癌症。

惡

良

★**防癌專家提醒**：我們應該清楚：癌細胞≠癌症，腫瘤＝良性腫瘤＋惡性腫瘤，良性腫瘤不是癌症。

# 癌症會傳染與遺傳嗎

## 癌症不會傳染

很多人常常把癌症與死亡畫上等號，並且認為癌症會傳染，還是離癌症患者遠一點好。

其實，癌細胞離開人體或供血不足都會死亡，所以癌症不會傳染。到目前為止，還沒有任何癌症會傳染的證據。

也許你會問，為什麼癌症患者在接受治療時要採取隔離措施，且患者和家屬都要戴上口罩，還要勤洗手呢？其實，這麼做是為了保護患者免於因被感染而加重病情，並非是為了防止癌細胞傳染。

## 癌症與遺傳密切相關

如果癌症不會傳染，為何我們經常看到癌症聚集在同一家族的現象？這是不是說明癌症會遺傳呢？

癌症的成因複雜，不是單一的先天與後天環境就可以解釋清楚的。不過，科學家經過長期的研究和探索，現在較一致的看法是：癌症確實與基因遺傳密切相關，尤其是某些種類的癌症受遺傳的影響較大。因為生殖細胞上基因的突變，會經由上一代遺傳至下一代，使其後代產生癌症的概率遠高於一般人。現在比較肯定的是，乳癌、結腸癌、肺癌、白血病等都具有一定的遺傳傾向。比如乳癌，若母親患有乳癌，女兒患乳癌的風險比一般女性高 2～3 倍。

有遺傳傾向的癌症發生既有遺傳因素，更與不良的生活和飲食習慣密不可分，是遺傳因素和外因共同作用的結果。簡單來說，癌症不是一般意義上的遺傳疾病，父母得了某種癌症，子女並不一定會患這種癌症。

★**防癌專家提醒：**當家族中有人患癌時，千萬不要過度緊張、焦慮，要保持樂觀愉悅的心情，並改善飲食和生活習慣，注意鍛鍊身體，避免接觸有毒、有害物質，從而減少患癌的可能。

## 哪些人是癌症的高危險群

　　癌症的高危險群是指相對來講更易患上癌症的人群。臨床發現，中老年時期是癌症發病的高峰時期。此外，家族中有癌症病史者患癌的概率較高，工作中經常接觸砷、苯、石棉、放射性物質的人及飲食習慣不良者也容易患癌症。

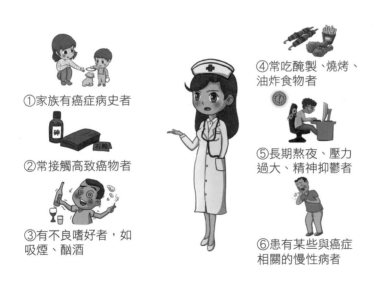

①家族有癌症病史者

②常接觸高致癌物者

③有不良嗜好者，如吸煙、酗酒

④常吃醃製、燒烤、油炸食物者

⑤長期熬夜、壓力過大、精神抑鬱者

⑥患有某些與癌症相關的慢性病者

## 哪些器官更容易發生癌變

　　癌細胞在人體內十分活躍，且人體的任何部位都有可能發生癌症。科學研究發現，每個器官對癌細胞的抵禦能力各不相同，不同器官遭受癌細

胞侵襲的原因也有很大差別。

目前，有一些器官特別容易受到癌細胞的「青睞」，比如肺、胃、肝等。日常生活中，我們要小心呵護這些器官，以降低病變的風險。

### 男女易癌變器官 TOP10

| 男性 | | 女性 | |
|---|---|---|---|
| 排名 | 易癌變器官 | 排名 | 易癌變器官 |
| 1 | 肺 | 1 | 肺 |
| 2 | 胃 | 2 | 乳腺 |
| 3 | 肝 | 3 | 大腸 |
| 4 | 食道 | 4 | 胃 |
| 5 | 大腸 | 5 | 肝 |
| 6 | 膀胱 | 6 | 食道 |
| 7 | 胰腺 | 7 | 卵巢 |
| 8 | 腦 | 8 | 子宮頸 |
| 9 | 淋巴 | 9 | 胰腺 |
| 10 | 腎 | 10 | 腦 |

★**防癌專家提醒：**當然，上述排名也不是絕對的。由於一些特殊原因，有的地區呈現出「地方特色」，比如江蘇啟東是肝癌的高發地；河南林縣高發食道癌；北京、上海等大城市，女性乳癌的發病率已超過了肺癌。

## 長息肉就是得癌症嗎

什麼是息肉？息肉是從生物體上黏膜細胞層增生而產生向外突出的組織贅生物，表面光滑，呈粉紅色或深紅色。息肉可能發生在身體的任何部

位，大多數生長在表皮或內腔，如鼻腔（鼻息肉）、子宮頸（子宮頸息肉）和大腸（大腸息肉）等處。

## 息肉不是癌症

很多人得知自己長了息肉後十分害怕，以為自己患癌症了。其實，長息肉不等於患癌症。醫學研究發現，息肉大多數為非惡性腫瘤，只要積極治療，發生病變的概率很低。尤其是幼年性息肉和炎性息肉，一般不會發生癌變。

## 息肉癌變的概率

息肉雖不是癌症，但若對其置之不理，任由其發展，很有可能逐漸演變成癌症。尤其是腺瘤性息肉，發生癌變的可能性較高。有關資料顯示，一般腺瘤性息肉產生癌變的概率為 5% ～ 10%。

那麼，如何判斷息肉是否會癌變呢？

### 息肉與癌變關係一覽

| 判斷依據 | 不易癌變 | 易癌變 |
| --- | --- | --- |
| 外觀 | 體積較小並帶蒂 | 體積較大且不帶蒂 |
| 數量 | 單純一個息肉 | 多發性息肉 |
| 生長速度 | 生長十分緩慢 | 短期內迅速生長，直徑大於 2 公分 |
| 息肉組織屬性 | 單純炎症性息肉 | 腺瘤性息肉，特別是絨毛狀腺瘤息肉 |
| 有無家族遺傳史 | 無 | 有 |

★**防癌專家提醒：**發現息肉後最好將其切除，以防後患，尤其是腸道多發性息肉。但息肉切除後仍有復發的可能，因此患者要定期複查，並維持健康的飲食和生活習慣。

## 癌症的早期信號有哪些

　　儘管許多癌症早期症狀較隱匿，不易被發覺，但我們平時依然要多留心身體細微的變化，捕捉蛛絲馬跡，以盡可能及早發現癌症。癌症專家指出，以下幾種症狀可能是癌症的早期信號。

### 腫塊
身體任何部位出現不消退腫塊，尤其是逐漸增大的腫塊。

### 潰瘍
身體任何部位，沒有受過外傷而發生的潰瘍，特別是經久（1個月以上）不癒的潰瘍。

### 異常出血
大小便、痰中帶血；陰道非經期出血。

### 持續咳嗽
超過1個月的乾咳，持續性聲音嘶啞，特別是伴有胸痛的持續咳嗽。

### 體重驟減
在沒有節食或加大運動量的前提下，體重1個月內減輕超過10%。

### 皮膚變化
皮膚傷口不易癒合、有不明原因搔癢、毛髮異常增加；皮膚變得粗糙，產生鱗片狀碎屑脫落現象。

### 疣或痣變化
體表的疣或痣突然發生變化，如顏色加深、增大、搔癢、潰瘍、原有的毛髮脫落等。

### 消化不良、上腹部不適
長期消化不良、進行性食慾減退、上腹部不適、消瘦、貧血。

### 胸骨後不適
進食時胸骨後有悶脹、灼痛、滯留感、異物感或進行性加重的咽東西不順。

### 鼻衄、頭痛
鼻出血、鼻塞伴頭痛，特別是單側頭痛，伴有嘔吐及視覺障礙（複視）。

## 怎樣做好癌症的自我診斷

　　癌症初期有很高的治癒率，早發現、早診斷、早治療可以獲得良好療效。那麼，除了到醫院診查外，日常生活中該如何做好癌症的自我診斷呢？

### Check list ／癌症的自我診斷一覽

| 自診時機 | 自診專案 |
|---|---|
| 洗臉刷牙時 | □皮膚上的痣有無快速生長、破潰的現象？<br>□頸部有無腫大的淋巴結，淋巴結有無壓痛？<br>□口腔內黏膜有無白斑、硬塊？<br>□舌頭上有無腫塊、潰瘍？ |
| 洗澡時 | □腋窩、腹股溝等部位是否有腫大的淋巴結？<br>□全身各部位有無異常腫塊？<br>□乳房有無腫塊，乳頭有無血性溢液？ |
| 上廁所時 | □小便顏色是否正常、有無血尿？<br>□大便形狀有無改變、有無血絲？<br>□大便時有無疼痛感、下墜感？<br>□會陰部是否有不適感？<br>□停經或性生活後，陰道是否有出血現象？<br>□白帶是否混有血性分泌物、有無腥臭味？<br>□男性尿道口是否有潰瘍結節？ |
| 日常生活中 | □是否有長期不明原因的發燒？<br>□是否長期咳嗽，咳出的痰是否有血絲？<br>□是否食慾不振並突然消瘦，並伴有噁心嘔吐？<br>□吞咽食物是否有遲緩、滯留或哽噎感？<br>□是否時有不明原因的流鼻血症狀？<br>□聲音有無不明原因的改變或沙啞？ |

★**防癌專家提醒：**對自己出現的可疑症狀提高警惕，有助於及早發現癌症。不過，必須明白自檢目的，不要因此而產生緊張情緒。

## 肥胖者真的容易得癌症嗎

眾所周知，肥胖對人體健康的危害很大。肥胖不僅是誘發心腦血管疾病的導火線，而且容易導致癌症的發生或加速癌症的進展。世界衛生組織的統計資料顯示，目前肥胖已成為繼吸煙之後的第二大重要致癌因素。美國醫學專家研究指出，體重超過理想體重的 40%，會增加罹患胃癌、膽囊癌、直腸癌、腎臟癌、子宮頸癌及乳癌等癌症的風險。

### 為什麼肥胖者易患癌

1. 過度肥胖容易引起內分泌失調及激素失衡。通常情況下，肥胖女性體內的雌激素水準比普通女性要高，而過高的雌激素，恰恰是造成某些癌症的元兇。比如，雌激素的水準越高，女性患子宮內膜癌和絕經後乳癌的危險就越大。

2. 肥胖者多存在高胰島素血症及高膽固醇血症，使機體的免疫能力下降，所以癌症的發生率就相對較高。

### 如何判斷是否肥胖

控制體重可促進身體健康，不僅能有效預防多種慢性病（如動脈粥樣硬化、高血壓、糖尿病等），還能減少患癌的風險。那麼，該如何科學判斷自己是否肥胖呢？

### BMI 值測定法

鑒於個人身高與體型的差異，衡量肥胖目前多以 BMI 值（體質指數）作為依據。

$$BMI 值＝體重（公斤）÷〔身高（公尺）〕^2$$

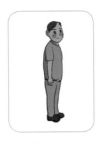
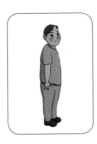
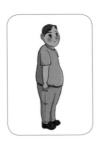
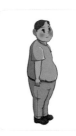

| BMI ＜ 18.5 | 18.5 ～ 24 | 24 ～ 27 | BMI≥28 |
|:---:|:---:|:---:|:---:|
| 偏瘦 | 正常 | 超重 | 肥胖 |

國人肥胖定義

# 全素食可以防癌抗癌嗎

### 素食者患癌風險低

　　牛津大學癌症研究中心進行了一項大規模的比較研究，結果顯示：素食者患癌症的概率比肉食者低 12%，素食者患胃癌和膀胱癌的風險較低。

　　素食之所以有助於防癌，是因為素食的脂肪及膽固醇含量較低，且含有豐富的膳食纖維、維生素、礦物質與抗氧化劑，可有效避免膽固醇堆積、防止肥胖，還可幫助腸胃蠕動、促進排便，幫助身體新陳代謝，從而降低癌症的發生概率。

　　另外，蔬菜水果中含有豐富的植物性化學成分，可以降低患癌風險，且蔬菜水果的熱量較低，食用後易有飽足感，能夠幫助控制體重。

### 營養均衡最重要

　　素食固然好，但如果長期全素食，由於蛋白質和脂肪嚴重不足，容易導致營養不良，使身體免疫力降低，導致各種疾病的發生，其中也包括惡性腫瘤，尤其易誘發消化道腫瘤。醫學研究已經證明，蛋白質不足是胃癌

發生的一個重要誘因。

因此，素食雖然有益身體健康，但不宜長期全素食。營養專家建議，最好選擇蛋奶素食。每天喝 1～2 杯牛奶，或吃 1～2 個雞蛋，這樣可以有效補充全素食者缺乏的營養素，讓飲食更加均衡。

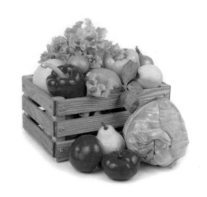

★**防癌專家提醒：**癌症患者在接受治療（比如手術、放射治療，或是化療）過程中，不宜只吃素，尤其不能全素飲食。因為全素飲食往往缺乏蛋白質，但接受癌症治療的患者對蛋白質的需求比一般人更高。

## 怎樣吃肉才健康、防癌

生活中，很多人總覺得肉類食物更有營養，甚至有人「無肉不歡」。殊不知，這必然會埋下健康隱患！

肉類食物的飽和脂肪酸、膽固醇含量高，攝入太多會引起多種疾病。美國飲食協會（ADA）指出：「偏愛肉食會增加罹患某些慢性衰退性疾病的風險，如肥胖、冠狀動脈疾病、高血壓、糖尿病和某些類型的癌症。」

不過，日常生活中，我們為了攝取充足的營養，肉類是不可缺少的，且葷素搭配才是科學的飲食方式。那麼，怎樣吃肉才健康、有助於防癌呢？

### 盡量吃「白肉」

「白肉」是指魚、蝦、雞肉、鴨肉等，「紅肉」是指豬肉、牛肉、羊肉等。相比較而言，「白肉」比「紅肉」更健康。「白肉」的脂肪含量低，

不飽和脂肪酸含量較高，營養成分容易被人體吸收，對於預防癌症有著重要作用。流行病學研究發現，經常吃「紅肉」的人群患結腸癌、直腸癌、乳癌、前列腺癌等癌症的危險性會增高。

因此，在日常飲食中，我們應該盡量選擇吃「白肉」。當然，「紅肉」也不是不能吃，而是要適量吃，並且盡量選擇瘦肉。

## 肉類防癌關鍵營養素一覽

| 營養素 | 防癌抗癌功效 | 代表肉類 |
|---|---|---|
| 磷脂類 | 分解血管中過多的血脂和膽固醇，並能保證正常細胞的生長 | 雞肉 |
| 脂肪酸 | 降低膽固醇，防止心腦血管疾病 | 鴨肉 |
| ω-3 脂肪酸 | 調節血脂和膽固醇，預防血栓形成，還能增強細胞免疫功能 | 魚肉 |
| 卵磷脂 | 抑制血小板凝聚，防止血栓形成，預防多種慢性病 | 鵪鶉肉 |
| 苯丙胺酸 | 抑制腫瘤生長，降低藥物副作用 | 鵪鶉肉 |

## 控制食用量

按照合理的飲食標準，每天最好吃一次肉菜，建議在午餐時吃，並且要控制肉類的食用量。最新《中國居民膳食指南》推薦成人每週肉類攝入量：魚蝦 280 ～ 525 克，畜禽肉 280 ～ 525 克，蛋類 280 ～ 350 克。

## 健康食用方法

一般肉類適合炒、燉、炸、煎、烤、蒸等，那麼什麼樣的烹調方式更健康呢？其實，食用肉類時不宜採取油炸、燒烤等方式，而應選擇燉、煮、蒸等烹飪方式，並且還要減少脂肪的攝取。

## 減少肉類脂肪的烹調方法

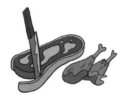 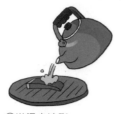 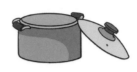

①去掉肥肉或雞皮
肥肉和雞皮等部位油脂多，
烹調前最好去掉。

②淋燙去油脂
油脂多的肉類用熱水淋燙，
可使其中的一些脂肪溶出。

③用電鍋或蒸鍋
用電鍋或蒸鍋加熱，有助於去
除一些油脂。

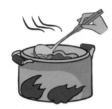 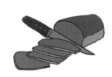 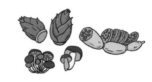

④撇去水面油脂
烹調肉類時，水面會出現一
層油脂，最好撇去。

⑤宜切成薄片
將肉切成薄片，可以增加表
面積，在烹調時更容易去除
油脂。

⑥配合高纖維食材
烹調肉類時，可以搭配菌類、竹
筍、蓮藕等高纖維食物，它們能
吸收肉類中的一部分脂肪。

# 世界癌症研究組織推薦的防癌食物有哪些

## 美國癌症研究所（AICR）推薦的抗癌食物

1. 蘋果
2. 藍莓
3. 青花菜等十字花科蔬菜
4. 櫻桃
5. 胡蘿蔔
6. 咖啡
7. 蔓越莓
8. 亞麻籽
9. 葡萄柚
10. 大豆
11. 茶
12. 核桃
13. 全麥

## 日本國立癌症研究所公佈的防癌蔬菜

1. 熟紅番薯
2. 生紅番薯
3. 蘆筍
4. 花椰菜
5. 高麗菜
6. 青花菜
7. 芹菜
8. 茄子皮
9. 青椒
10. 胡蘿蔔
11. 金針花
12. 薺菜
13. 蕪菁
14. 芥菜
15. 莧菜
16. 番茄
17. 大蔥
18. 大蒜
19. 黃瓜
20. 大白菜

# Part

# 調免疫、促排毒，
# 防癌首先要強健體魄

免疫系統是人體健康的重要防線，能說明人體抵禦病毒、細菌、污染物質及疾病的侵襲，還可識別和清除體內發生突變的腫瘤細胞、衰老細胞、死亡細胞等。此外，做好機體的排毒工作，能夠提升機體的免疫力，有效預防癌症。

# 免疫力——抵禦病原體，清除癌細胞

簡單來說，免疫力是人體自身的防禦機制，是保護人體不受病原微生物侵襲的能力。免疫力主要有三大功能：防禦、清潔和監控。

**防禦能力** 保護機體不受侵害，幫助機體消滅外來細菌、病毒等。

**清潔能力** 不斷清除衰老、損傷、死亡的細胞，保持人體的淨化更新。

**監控能力** 及時識別和清除染色體畸形或變異的細胞。

免疫力就像一支保衛身體系統的軍隊，正常情況下，或許你感受不到它的存在，但當人體受到細菌或病毒攻擊時，它就會奮起反抗。可以說，癌症與免疫力有著密切的關係。免疫力低下時，身體就會處於亞健康狀態，常表現為體質虛弱、精神萎靡、疲乏無力、食慾降低、睡眠障礙、容易感染或傷口不易癒合等。這就是醫學博士莊淑旂所說的「癌前體質」，如果不積極改善這種亞健康狀態，可能離癌症就不遠了。

即使不受致癌因素的影響，人體內也有少量的癌細胞，而免疫系統可以控制和消滅掉它們。如果人體免疫系統正常，它就能及時地識別、清除這些「非正常的細胞」，預防癌症的發生。

如果免疫力下降，健康狀況不佳，那麼免疫機制就不能及時識別、處理癌細胞，導致癌細胞大量增生、不斷分化累積，癌症發生就成了早晚的事。也就是說，只要免疫系統夠強大，並遠離致癌因素的持續威脅，癌細胞就不會氾濫成災，我們就會遠離癌症。

可見，免疫力是防癌的關鍵。所以日常生活中，我們要提高自身的免

疫力。許多研究證實，提升免疫力的最好方法就是合理飲食，給免疫系統
提供充分的養料，從而提升它的防禦機制。

# 免 疫 力 小 測 試

這項測試有助於我們大致瞭解自己免疫力的強弱程度。請用「是」或「否」回答下列問題。

1. 你經常進行體育鍛鍊嗎？　　　　　　　　　　　　（　）

2. 冬天，你常四肢冰冷嗎？　　　　　　　　　　　　（　）

3. 你是個寬容、不苛求的人嗎？　　　　　　　　　　（　）

4. 你一年患感冒不少於 4 次嗎？　　　　　　　　　　（　）

5. 身體有點毛病就得吃藥嗎？　　　　　　　　　　　（　）

6. 你的飲食裡包括大量的蔬菜、水果嗎？　　　　　　（　）

7. 你是個善於交際、有許多朋友的人嗎？　　　　　　（　）

8. 你對愛情感到很滿意、對家庭生活感到很幸福嗎？　（　）

9. 你喜歡新鮮空氣、經常散步嗎？　　　　　　　　　（　）

10. 你吸煙或酗酒嗎？　　　　　　　　　　　　　　　（　）

11. 你在飲食上注意營養搭配嗎？　　　　　　　　　　（　）

12. 你已經很久沒有旅遊了嗎？　　　　　　　　　　　（　）

13. 你很注意自己的體型嗎？　　　　　　　　　　　　（　）

14. 你經常以車代步嗎？　　　　　　　　　　　　　　（　）

15. 你經常熬夜、晝夜顛倒嗎？　　　　　　　　　　　（　）

16. 你每天喝超過 1000 毫升的水嗎？　　　　　　　　（　）

17. 你感覺工作很緊張、家務也很繁重嗎？　　　　　　（　）

18. 你更願意宅在室內，不願意到戶外活動嗎？　　　　（　）

# 五大營養素，有效提升免疫力

　　人的免疫功能與營養攝取的情況密切相關，任何一種營養素攝入不足都會對人體免疫系統造成直接或間接的影響。只有各種營養素搭配合理，才能保證人體免疫系統的正常運行。

　　人體所需要的基本營養素有蛋白質、碳水化合物（糖類）、脂肪、維生素、礦物質、膳食纖維和水七大類。本節將一一介紹蛋白質、碳水化合物、脂肪、維生素及礦物質五大營養素（膳食纖維詳見 P53 ～ 62，水詳見 P50 ～ 51）。

## 蛋白質

蛋白質是構成人體最重要的營養物質之一。人體的免疫系統能發揮作用，主要靠蛋白質。蛋白質是構成白血球、淋巴細胞、巨噬細胞等免疫細胞的主要物質，充足的蛋白質可使免疫細胞和免疫蛋白數量迅速增加，提高人體免疫力，有效防止病菌入侵。

### 蛋白質的食物來源

| | |
|---|---|
| 動物性食物 | 豬肉、牛肉、羊肉、雞肉、鴨肉、鵪鶉肉、魚肉等 |
| 豆類及豆製品 | 黃豆、豆腐、豆漿等 |
| 奶類及乳製品 | 牛奶、羊奶、優酪乳、乳酪等 |
| 蛋類 | 雞蛋、鴨蛋、鵝蛋、鴿蛋、鵪鶉蛋等 |

需要注意的是，人體對蛋白質的需求量會隨健康狀態、年齡、體重等各種因素的變化而變化。下表是不同年齡層的人所需蛋白質的指數。

### 不同年齡段的蛋白質指數

| 年齡（歲） | 1~3 | 4~6 | 7~10 | 11~14 | 15~18 | 19以上 |
|---|---|---|---|---|---|---|
| 指 數 | 1.80 | 1.49 | 1.21 | 0.99 | 0.88 | 0.79 |

一個人一天所需要的蛋白質克數為：年齡對應的蛋白質指數 × 體重（公斤）。

例如：某人體重 50 公斤，年齡 18 歲。那麼，他一天所需要的蛋白質量為：0.88×50=44 克。

## 碳水化合物

碳水化合物是人體熱量的重要來源，也是細胞結構的主要成分和主要供能物質。碳水化合物參與細胞的組成和多種活動，有調節細胞活動的重要功能，具有提高人體免疫力的作用。

然而生活中，有些人為了追求身材苗條，不吃米飯、饅頭等主食，以控制碳水化合物的攝入來達到減肥的目的。其實，這種做法對身體健康不利。如果碳水化合物攝入不足，血糖濃度下降，腦細胞功能可能受損，容易造成功能障礙，並出現頭暈、心悸、出冷汗等情況。身體內熱量供給不足，也會導致全身無力、精神疲乏、免疫力低下等。

當然，碳水化合物的攝入也不可過多，否則它就會轉化成脂肪貯存於體內。根據目前膳食碳水化合物的實際攝入量和世界衛生組織、聯合國糧農組織的建議，碳水化合物攝入量應控制在總熱量攝入的 55% ～ 65%。但是，每人每天攝入的熱量個體差異較大，年齡、體重、勞動強度、健康狀況以及氣候變化都會影響熱量的攝入。因此，很難準確限定碳水化合物的日攝入量。不過，根據經驗，成人平均每天攝入富含碳水化合物的主食量不應高於 500 克，以 250 ～ 400 克為宜。

### 碳水化合物的食物來源

| 穀物 | 水稻、小麥、玉米、大麥、燕麥、高粱等 |
|------|--------------------------------------|
| 蔬菜 | 胡蘿蔔、紅番薯、馬鈴薯等 |
| 水果 | 甘蔗、香瓜、西瓜、香蕉、葡萄等 |
| 堅果 | 核桃、花生等 |

## 脂肪

　　許多人談脂肪色變，認為其是肥胖、高血壓、心臟病等疾病的重要誘因，因此在飲食上一味拒絕脂肪。其實，脂肪在人體代謝中發揮著重要作用，有助於提升免疫力。

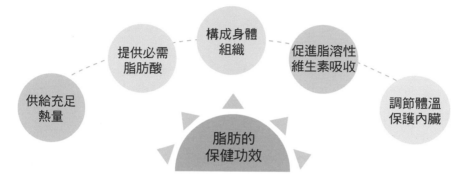

提供必需脂肪酸

構成身體組織

促進脂溶性維生素吸收

供給充足熱量

調節體溫保護內臟

脂肪的保健功效

　　脂肪由甘油和脂肪酸組成，其性質和特點主要取決於脂肪酸的形式，不同食物中的脂肪所含有的脂肪酸種類和含量均不一樣。穀類食物的脂肪含量較少（0.3% ～ 3.2%），蔬菜類大都在 10% 以下。膳食中主要的脂肪來源是肉類食品和烹調油。

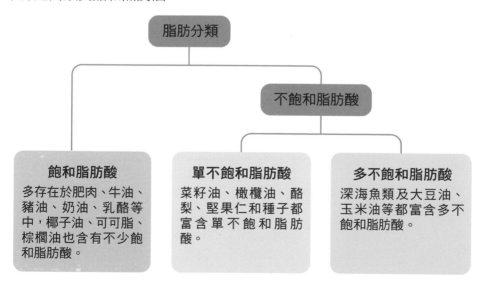

脂肪分類

不飽和脂肪酸

**飽和脂肪酸**
多存在於肥肉、牛油、豬油、奶油、乳酪等中，椰子油、可可脂、棕櫚油也含有不少飽和脂肪酸。

**單不飽和脂肪酸**
菜籽油、橄欖油、酪梨、堅果仁和種子都富含單不飽和脂肪酸。

**多不飽和脂肪酸**
深海魚類及大豆油、玉米油等都富含多不飽和脂肪酸。

需要提醒的是，當脂肪攝入過多而機體不能及時代謝時就會對健康有害。因此，脂肪的攝入一定要適量。在攝入多少脂肪的問題上，中國營養學會建議，健康成年人膳食脂肪提供的熱量應占全天攝入總熱量的 20%～30%。一個人一天所需要的脂肪克數為：

$$總熱量 \times（20\%～30\%）\div 9（每克脂肪的熱量）$$

注 根據世界衛生組織出版的《熱量和蛋白質攝取量》一書，一個健康的成年男性每天需要 1980～2340 千卡的熱量，女性則需要 1800～1900 千卡的熱量。

## 維生素

維生素是維持人體生命活動必需的營養素，也是保持人體健康的重要活性物質。雖然維生素既不參與構成人體細胞，也不為人體提供熱量，並且人體對它的需求也很少，但它是人體健康不可缺少的。

維生素與免疫力的關係不容忽視。維生素缺乏會導致機體的免疫功能降低、防禦能力減弱、對感染性疾病的抵抗力降低。其中，維生素 A、維生素 $B_6$、維生素 C、維生素 E 與免疫力的關係最為密切。

維生素 A 有助於維持免疫系統功能正常，對病菌（尤其是呼吸道病菌）有較強的抵禦能力；維生素 $B_6$ 可降低血液膽固醇含量，缺乏時易引起免疫系統的退化；維生素 C 能刺激機體製造干擾素來破壞病毒以減少白血球與病毒的結合，保持白血球的數目；維生素 E 能增加抗體，以清除病毒、細菌，還能維持白血球的恆定，防止白血球的細胞膜產生過氧化反應。

## 幾種常見維生素推薦攝入量與食物來源

| 名　　稱 | 攝入量（成人 / 天） | 食物來源 |
|---|---|---|
| 維生素 A | 男性 800 微克<br>女性 700 微克 | 詳見 P64~75 |
| 維生素 $B_6$ | 1.4 毫克 | 全麥、糙米、燕麥、蕎麥、畜肉、禽肉、魚類、蛋類、葵花籽、核桃、花生、馬鈴薯、胡蘿蔔、蘋果、香蕉等 |
| 維生素 C | 100 毫克 | 詳見 P76-86 |
| 維生素 E | 14 毫克 | 詳見 P87-93 |

（以上資料來源於《中國居民膳食營養素參考攝入量》2013 版）

### 礦物質

　　礦物質又稱無機鹽，是構成人體組織和維持正常生理活動的重要物質。礦物質可以分成兩類：一類是含量較多的常量元素，如鈣、鎂、鈉、鉀、磷等；還有一類是含量較少的微量元素，如銅、鐵、鋅、錳、硒、碘、鉬等。

　　礦物質與免疫功能的關係也十分密切，不僅直接影響免疫器官的發育，對於維持免疫器官的結構和功能也起著重要作用。當體內缺乏礦物質時，會出現免疫功能減退、抗病力下降等一系列問題。

　　比如：鈣不僅是骨骼和牙齒的重要成分，還能促進生長發育，改善免疫系統；缺鐵會降低體內吞噬細胞的活力，還會導致缺鐵性貧血；鋅是人體合成多種酶的催化劑，一旦缺乏會導致人體內的白血球活性降低；鎂是人體吸收鈣質的好幫手，攝取充足有助於預防多種慢性病（如高血壓、糖尿病、心肌梗塞等）；缺碘不僅會造成免疫力低下，還會引發甲狀腺腫大（甲狀腺肥大）。

## 幾種常見礦物質推薦攝入量與食物來源

| 名　稱 | 攝入量（成人 / 天） | 食物來源 |
|---|---|---|
| 鈣 | 800 ～ 1000 毫克 | 蝦皮、骨頭、貝類、油菜、小白菜、豇豆、海帶、紫菜、大豆及豆製品、奶類、蛋黃、花生、榛果、芝麻等 |
| 鐵 | 男性 12 毫克<br>女性 20 毫克 | 動物內臟、豬血、豬瘦肉、牛肉、羊肉、菠菜、芥菜、豌豆、扁豆、小白菜、雪裡紅、黑木耳、豆類、葡萄乾等 |
| 鋅 | 男性 12.5 毫克<br>女性 7.5 毫克 | 詳見 P109~114 |
| 鎂 | 330 毫克 | 詳見 P115~120 |
| 碘 | 120 毫克 | 詳見 P121~125 |

（以上資料來源於《中國居民膳食營養素參考攝入量》2013 版）

# 均衡膳食「金字塔」，你吃對了嗎

　　我們通過吃飯來滿足身體的營養需求，這個簡單的道理人人皆知。但要想活得好、不生病，你就必須選擇適宜的食物。那麼，健康飲食應該吃什麼、吃多少呢？均衡膳食「金字塔」可以幫你合理搭配飲食，提升免疫力。

　　中國營養學家結合膳食結構特點，制訂了均衡膳食「金字塔」。「金字塔」共分 5 層，包含我們每天應吃的主要食物種類及數量。

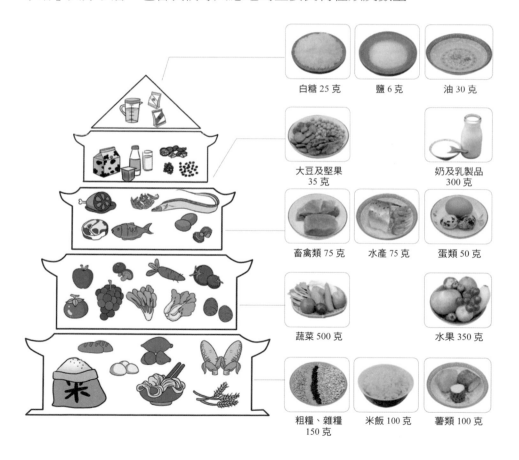

白糖 25 克　　　鹽 6 克　　　油 30 克

大豆及堅果
35 克

奶及乳製品
300 克

畜禽類 75 克　　水產 75 克　　蛋類 50 克

蔬菜 500 克

水果 350 克

粗糧、雜糧
150 克　　　米飯 100 克　　薯類 100 克

「金字塔」的最底層是穀薯類食物。這類食物作為主食，是熱量的主要來源。

每日的推薦量為 250 ～ 400 克，其中粗糧、雜糧的合理量為 50 ～ 150 克，薯類為 50 ～ 100 克，其餘為精米精麵。因不同的穀物所含營養成分不同，所以最好堅持粗、細糧搭配。

「金字塔」的第二層是蔬菜和水果。這類食物是人體維生素、礦物質和膳食纖維的主要來源，每天應該多吃一些。蔬菜每日推薦食用量為 300 ～ 500 克，深色蔬菜應占一半；水果每日推薦食用量為 200 ～ 350 克，果汁不能代替新鮮水果。

「金字塔」的第三層是動物性食物，包括肉、蛋、魚等。畜禽類每日推薦食用量為 40 ～ 75 克，水產每日推薦食用量為 40 ～ 75 克，蛋類每日推薦食用量為 40 ～ 50 克。動物性食物攝入要適量，優先選擇魚和禽，少吃肥肉，不吃煙燻及醃製肉。需要指出的是，雞蛋和牛奶不能代替肉類的營養作用。

「金字塔」的第四層是奶及乳製品、大豆及堅果。奶及乳製品每日推薦食用量為 300 克，大豆及堅果每日推薦食用量為 25 ～ 35 克。

「金字塔」的塔尖為油、鹽、糖等。油每日推薦食用量為 25 ～ 30 克，最好是植物油；鹽每日推薦食用量控制在 6 克以內，少吃醃製食品；控制糖的攝入量，每日攝入不超過 50 克，最好控制在 25 克以內。日常飲食宜清淡，少吃油炸、高鹽食品。

由此可見，我們每天的膳食應包括穀薯類、蔬菜水果類、畜禽魚蛋奶類、大豆堅果類等食物。

在日常飲食中，我們應按照這個均衡膳食「金字塔」，合理搭配飲食，增強身體素質，提升免疫力，這是防癌抗癌的重要飲食原則之一。

# 權威推薦：多吃食物，少吃食品

抗癌專家陳月卿指出，「多吃食物，少吃食品」是健康飲食的重要原則。那麼，什麼是食物，什麼是食品呢？

**食物**

是沒有加工或粗加工的天然食物，如麵粉、各種稻米和生肉等。

**食品**

多由食物加工而來，食用起來方便，如麵包、蛋糕、熟肉製品等。

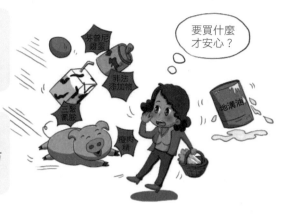

生活中，很多人工作忙，為了節省時間或減少麻煩，往往仰賴於加工食品。不過，醫學專家指出，醃、燻、曬、炸等方法處理過的加工食品吃多了，不利於身體健康，還有可能誘發癌症。

天然食物中含有豐富的營養成分（如維生素和礦物質），能滿足人體基本需要，合理搭配食用可以增強人體免疫力，防止疾病的發生。

而食品多是把食物壓碎、磨碎，加以烘、烤、炸、蒸、煮、高溫殺菌再消毒，然後再加入各種增味劑、增稠劑、發酵劑、甜味劑、防腐劑和各種色素製作而成的。這樣的加工方式不僅會破壞食物裡原有的植物纖維、礦物質等，使食物變得沒什麼營養，還會產生一些致癌物。比如醃菜中容易產生致癌的亞硝酸鹽；炸油條如果局部油溫過高，就可能會產生致癌物苯並芘和丙烯醯胺。

此外，有些食物在加工處理過程中，還會除掉本身含有的許多抗癌要素（如穀胱甘肽）。因此，在日常飲食中，建議大家要「多吃食物，少吃食品」，以提高身體免疫力，降低癌症的發生率。

★**防癌專家提醒：**反覆冷凍肉類會產生致癌物質。對已解凍的肉類，最好盡快加以烹調並將其吃完，不要解凍後再放到冰箱裡冷凍。

# 吃對一日三餐，免疫力自然強

一個人免疫力的強弱，與一日三餐有著很大的關係。若一日三餐安排得不合理，容易造成膳食中的營養搭配失衡，從而難以保證正常免疫功能的基本需求。另外，暴飲暴食、吃得過飽等不良飲食習慣，也會影響人體的免疫功能。

早餐

生活中，由於各種原因，許多人早餐常常隨便吃一點，甚至不吃。殊不知，經常不吃早餐會導致身體免疫力下降。所以不管再怎麼忙，我們也要吃早餐。那麼，如何健康吃早餐呢？

**早餐最佳時間：**7:00～8:00最合適，並且早、午餐間隔4～5小時為宜。

**早餐吃什麼：**早餐的食物應種類多樣，主食、蛋奶、蔬菜和水果應合理搭配。

**早餐吃多少：**早餐所攝取的熱量應占全天總熱量的 25%～30%。

# 早餐「四不宜」

**❶ 不宜吃乾硬、刺激性食物**

通常情況下，人起床後食慾不佳，所以早餐不宜進食乾硬、刺激性大的食物，否則易導致消化不良。早餐應吃些溫熱、柔軟的食物，如牛奶、豆漿、麵條、餛飩、粥等。

**❷ 不宜邊走邊吃**

很多上班族早晨都很匆忙，經常在路邊買份早餐，一邊走路一邊吃，其實這樣對腸胃健康不利，不利於消化和吸收。此外，邊走邊吃早餐也不衛生，有可能病從口入。

**❸ 不宜常吃油條**

油條經油炸後，營養素被破壞，屬於高油脂、高熱量、難消化的食品，不宜長期食用。每週食用油條最好不要超過 2 次。

**❹ 不宜剩飯作早餐**

有些人為了省事，會把前一晚的剩飯剩菜加熱作早餐。炒熟的蔬菜放置一夜後，容易產生一種叫亞硝酸鹽的致癌物質，食用後不利於人體健康。

營養學家指出，健康早餐應該葷素搭配、乾稀適當、營養全面。在此，推薦以下幾款營養早餐。

1. **雞蛋掛麵＋蘋果＋優酪乳**：這是一份高蛋白、低脂肪早餐。

2. **瘦肉炒米粉＋牛奶＋香蕉**：這份早餐富含碳水化合物、蛋白質、脂肪、維生素等。

3. **花捲＋豆漿＋雞蛋＋香蕉**：這份早餐的搭配能滿足熱量和營養的需求。

4. **優酪乳＋肉包＋蔬菜**：葷素搭配、營養全面，優酪乳富含乳酸菌。

## 午餐

　　午餐不僅要補充上午消耗的熱量，還要保證下午的工作精力和效率，因此午餐不僅要吃飽，更要吃好。然而，現在人們生活節奏過快，午餐時間緊張，於是方便、快捷的外賣便當就成了很多人的首選。然而這種午餐往往存在著很多問題，比如缺乏營養、熱量過高等，長此以往，對健康非常不利，容易導致早衰、膽固醇增高、肥胖等。

　　那麼，如何健康吃午餐呢？

　　**午餐最佳時間**：11:00 ～ 13:00 比較適宜，並且午餐時間最好每天都一致。

　　**午餐吃多少**：午餐所攝取的熱量應占全天總熱量的 40％。

　　**午餐吃什麼**：主副搭配，主食要占午餐總熱量的 60％以上；葷素搭配，二者的最佳比例應該在 1:4 ～ 1:3；粗細、營養也要搭配。

## 午餐「四不宜」

**❶ 不宜只吃水果蔬菜**

有些人午餐常常只吃一些水果或蔬菜。殊不知，大部分水果和蔬菜的鐵、鈣含量較少，如果長期拿水果當正餐吃，很容易導致營養不均衡，降低身體免疫力。

**❷ 不宜零食打發**

有些上班族為了圖方便，中午只吃麵包、泡麵、餅乾，最多再加杯牛奶。殊不知，長此以往，會導致營養失衡，免疫力下降，容易誘發疾病。

**❸ 不宜大魚大肉**

午餐不要總吃高脂肪、高糖分、高熱量的食物，要控制好飲食的總熱量。可以適當多吃一些新鮮的水果、蔬菜以及粗糧。

**❹ 不宜「秒殺」午餐**

為了趕時間，很多人養成了「秒殺」午餐的不良習慣，這樣會給腸胃造成危害，容易使腸胃患病，並且不利於營養的吸收

　　午餐要盡可能多變換花樣，不要為了省事總是吃一種食物。在此，營養專家推薦了幾款營養午餐。

1. 糙米飯＋拌蘑菇＋生菜沙拉＋紅燒鯉魚＋海帶豆腐湯＋優酪乳、香蕉（飯後點心）：飯後點心宜午飯後 2 小時再吃。

2. 米飯＋海蜇拌菠菜＋青花菜炒牛肉＋番茄雞蛋湯＋優酪乳、草莓（飯後點心）。

3. 花捲＋拌黃瓜＋馬鈴薯燒牛肉＋蝦皮紫菜湯＋優酪乳、奇異果（飯後點心）：花捲可以換成饅頭、發糕或麵條，拌黃瓜也可換成其他涼菜。

4. 二米飯（白米飯中加任一雜糧）＋清炒白菜＋肉末燒豆腐＋紫菜蛋花湯＋優酪乳、蘋果（飯後點心）。

## 晚餐

　　相信很多人一天中吃得最好的應該是晚餐了，因為晚餐時間最充裕，菜餚也會比較豐盛。但俗話說「晚餐少一口，能活九十九」。晚上人的活動量少，吃得過飽容易造成脂肪堆積，從而引起肥胖，還會引起人體生理時鐘紊亂，導致失眠。

　　那麼，如何健康吃晚餐呢？

　　**晚餐最佳時間**：18:00 左右最好，盡量不要超過 20:00。

　　**晚餐吃什麼**：晚餐要清淡、易消化，宜吃些粥、麵條、素餡包子、涼拌小菜、蔬菜湯等。

　　**晚餐吃多少**：晚餐所攝取的熱量應不超過全天總熱量的 30%。

# 晚餐「四不宜」

### ❶ 不宜太豐盛

如果晚餐太豐盛，食用過多高蛋白、高脂肪的食物，會增加腸胃負擔，影響消化，還易使血脂沉積在血管壁上，為動脈粥樣硬化和血栓埋下隱患。

### ❷ 不宜吃太飽

人們在晚上活動量較少，熱量消耗較少。如果晚餐吃得太飽，會加重腸胃負擔。一般來說，晚餐吃七分飽就可以滿足身體所需。

### ❸ 不宜吃甜品

過於甜膩的食物容易增加腸胃負擔，且晚上活動量較少，糖分不容易在體內分解，會轉化為脂肪，易導致肥胖。

### ❹ 不宜省去晚餐

有些人為了減肥而不吃晚餐。殊不知，不吃晚餐會產生饑餓感，使消化系統活躍，給大腦發出「要吃飯」的信號，影響睡眠。另外，人體新陳代謝的速度也會相對減慢。

　　晚餐一定要偏素，盡量減少過多的蛋白質、脂肪類食物的攝入，尤其應食用一些五穀雜糧、新鮮蔬菜。在此，推薦以下幾款營養晚餐。

1. 黑米紫米粥＋番茄馬鈴薯湯：一碗綜合穀物粥加一份蔬菜湯是健康晚餐的好選擇。

2. 小米粳米粥＋辣椒馬鈴薯片：晚餐不要太複雜，以簡單素食為主。

3. 蕎麥餅＋醋溜馬鈴薯絲＋青菜豆腐湯：這款晚餐富含膳食纖維，乾稀搭配。

4. 紫菜麵條湯＋拌三絲：拌三絲由馬鈴薯絲、海帶絲和胡蘿蔔絲搭配組成。

# 體內「毒素」是致癌的根源

## 體內有哪些毒素

簡單來說，人體內的毒素可分為內源毒素和外源毒素。

**內源毒素：**人體內在糖、蛋白質、脂肪代謝過程中產生的廢物及有害物質，如乳酸、尿酸、自由基、多餘脂肪、壞死細胞等。

**外源毒素：**外在環境的污染所帶來的有害物質，如空氣污染、水污染、食品污染、輻射、雜訊、病毒、細菌等。

## 毒素從何而來

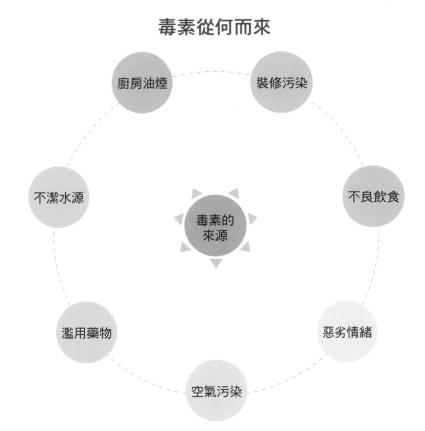

## 毒素是致癌的根源

不論是外來之毒，還是內生之毒，存留在體內都會侵害我們的健康。人只要活著，就不可避免地要接觸外界環境，人體不斷新陳代謝，從而連綿不斷地產生垃圾和毒素。正常情況下，機體有能力排泄這些垃圾和毒素；但如果體內垃圾和毒素不斷積累，就會導致人體各器官和系統的負擔過重，經常超負荷工作，影響正常的排泄功能，或者體內循環不暢導致局部供血供氧不足，會使免疫力下降，引發疾病。

那麼，體內的毒素究竟藏在哪裡呢？

80％左右的毒素在腸道中，還有 20％左右存在於毛孔、血液以及淋巴等部位。腸道的職責是消化吸收、排泄，是人體最大的免疫器官，負責著人體 70% 以上的免疫力。也就是說，只要保證腸道清潔，毒素導致的身體危機也就解決了大半，免疫力也會大大提升。

癌症專家指出，在健康的腸道中，糞便及時被排出，不至於產生太多影響健康的內源性毒素。不過，當因飲食不當、運動不足、疾病、濫用藥物等導致腸道健康失衡時，內源毒素就會累積，並隨著血液運送到全身，破壞免疫系統，引發包括過敏、癌症等疾病。

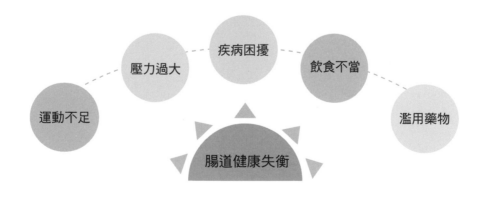

# Check list／測一測：你的體內藏毒了嗎？

**自測內容**

- ☐ 經常感冒。
- ☐ 胃口不好，吃得很少。
- ☐ 經常失眠，睡眠品質較差。
- ☐ 早晨無法在固定的時間醒來。
- ☐ 起床後感覺四肢無力。
- ☐ 經常便秘和腹瀉。
- ☐ 經常無緣無故嘆氣。
- ☐ 愛發脾氣。
- ☐ 經常頭疼。
- ☐ 經常感覺很累，感覺胸悶氣短。
- ☐ 換季時會出現搔癢感。
- ☐ 容易上火，出現口乾、喉嚨痛等不適。
- ☐ 面部皮膚粗糙。
- ☐ 容易過敏。
- ☐ 易發胖，注重飲食、運動也無法減肥。
- ☐ 有口臭或體味。
- ☐ 對氣味敏感，聞到異味會噁心。
- ☐ 經常心情不好。
- ☐ 患有皮膚搔癢、濕疹或其他皮膚病。
- ☐ 經常健忘，注意力不集中。

# 這樣吃，促排毒、淨化內環境

食物是最好的排毒藥。要想保持體內環境的清潔，我們平時不僅要避免攝入含有過多毒素的食物，還要學會利用食物給身體進行「大掃除」，及時清除體內的垃圾和毒素，淨化體內環境。

在日常飲食中，我們應適當多吃一些有排毒功效的食物，比如燕麥、糙米、綠豆、冬瓜、苦瓜、大蒜、黑木耳、蘋果、番茄、蜂蜜等。此外，還可以通過以下飲食法來達到排毒的目的。

## 生食排毒

生食法十分簡單，就是從一天到幾天不等的時間裡，只吃生的新鮮水果或蔬菜。生食法大大減少了食物量，使食物在人體內的淤積也大為減少，這樣胃腸就能得到較好休息、恢復，排泄能力增強，有助於廢物、毒

素的排出。此外，生食免去了對食物的加工，可使蔬菜、水果中的營養成分免遭破壞，能更好地發揮其排毒作用。

| 宜生食的食物 | 胡蘿蔔、白蘿蔔、黃瓜、苦瓜、番茄、生菜、白菜、甜椒、洋蔥及各種水果等 |
|---|---|

★**特別提醒：**生食的蔬菜和水果應選擇無公害的，吃前必須反覆清洗，消除可能殘留的農藥和化肥。

## 輕斷食排毒

輕斷食就是以低熱量食物代替一日三餐，以減少熱量供給，燃燒體內過剩物質（如脂肪），從而達到清除廢物、淨化體內環境的目的。

一般來說，輕斷食後，腹中空虛，感覺饑餓，人體的排泄功能會明顯增強，雖然大小腸蠕動量減少，但腸壁間的摩擦增多，這樣在腸壁褶皺處長年積累的宿便就會脫落，排出體外，從而使長期停滯蓄積於體內的陳舊廢物徹底排出，全身的血液得到淨化。

輕斷食並不是絕食，你可以隔幾天輕斷食一天，並逐漸縮短間隔的時間。比如一開始每月輕斷食一天，慢慢地每週輕斷食一天。由於每個人的身體狀況不同，具體實施輕斷食排毒時，要在專業人士的指導下進行，如果輕斷食期間身體出現任何不適，請立即停止。

此外，輕斷食排毒並非適宜所有人，以下幾類人群就不適合輕斷食。

| 青少年、兒童 | 孕婦和哺乳期女性 | 貧血、久病不癒者等身體虛弱的人 | 其他人群，例如有抑鬱症的人，低血壓、低血糖患者 |
|---|---|---|---|

★**特別提醒：**在輕斷食前幾天，不要吃得太多，要漸漸減少食物的分量；輕斷食結束後也不要突然恢復飲食量，而要慢慢增加，以免損傷腸胃。

# 科學飲水，清腸道、促排毒

　　你知道嗎？成年人體內水分占體重的 60%～70%，人體血液中所含水分約占 83%。水對人體健康有著極其重要的意義，參與人體消化、吸收、循環、排泄等新陳代謝的全過程，可加速營養物質的輸送及毒素、廢物的排泄。另外，充足的水分還可以起到稀釋毒素與廢物的作用。

　　因此，我們平時應適當多喝水，即使口不渴，也要喝水。一旦出現口渴，體內可能已經缺水了。

### 自我檢測：你的身體缺水嗎？

- **水分充足的表現**：不會感到口渴，尿液清澈、不發黃，皮膚、眼瞼看起來水潤、不乾燥。
- **缺水的表現**：口乾舌燥，皮膚乾燥、無光澤、無彈性，小便減少、發黃，大便秘結，容易疲倦、頭暈、心悸，體溫偏高。

## 每天喝 1000～1200 毫升水

　　人體每天從尿液、汗液或皮膚蒸發等流失的水分，約是 1800～2000 毫升。扣除一日三餐由食物攝取的水分，一個成年人一般每天應該飲用 1000～1200 毫升水（相當於兩瓶 550 毫升礦泉水的量）。水煮沸後再煮 3 分鐘。

### 晨起空腹飲水

晨起喝一杯白開水（200 毫升），可以刺激腸胃蠕動，潤滑腸道，排出體內毒素。

### 飲用淡蜂蜜水

餐後 1.5～2 小時喝一杯蜂蜜水（40～50℃溫開水 200 毫升，加 10 克蜂蜜），可以補充水分、促進排毒。

白開水是最好的飲品，既健康又環保。不過，自來水在加工的時候，會經過氯化處理，氯與水中殘留的有機物相互作用，可能會生成致癌化學物。如果水沸後立即關火或斷電，就會使致癌物保留在水中。

**正確做法：**水煮沸後打開蓋子再煮約 3 分鐘，使水中的有害物質充分揮發。

★**特別提醒：**自來水不要反覆煮沸，因為水被反覆煮沸後，其中的亞硝酸鹽含量會升高。常喝這樣的水，亞硝酸鹽會在體內沉積，容易引起中毒，甚至癌變。

| 時　間 | 功　效 | 注意事項 |
|---|---|---|
| 7:00 | 及時補充夜晚流失的水分，清腸排毒，促進血液循環 | 可以喝白開水，200 毫升即可 |
| 8:30 | 開始工作，此時喝一杯淡蜂蜜水更合適，有助於預防脫水 | 不宜用沸水沖泡蜂蜜 |
| 11:00 | 工作空檔一杯水，補充一上午身體流失的水分，放鬆情緒 | 不宜大量飲水，否則會影響消化 |
| 13:00 | 午餐後半小時喝杯水，可以促進體內食物消化，增強體質 | 溫開水是最佳選擇 |
| 15:00 | 經過緊張的工作，身體難免有些缺水，補水有助於消除疲勞 | 喝杯花草茶也不錯 |
| 17:30 | 下班前喝杯水，補充水分促排毒，增加飽足感，減少晚餐進食量 | 特別適合想減肥的人士 |
| 19:00 | 晚餐後一杯水，幫助消化吸收，促進排毒 | 餐後半小時喝水 |
| 21:00 | 人在睡眠時會通過汗液、尿液等流失大量水分，睡前 1 小時喝 200 毫升白開水，可防止身體缺水 | 不宜超過 300 毫升，以免影響睡眠 |

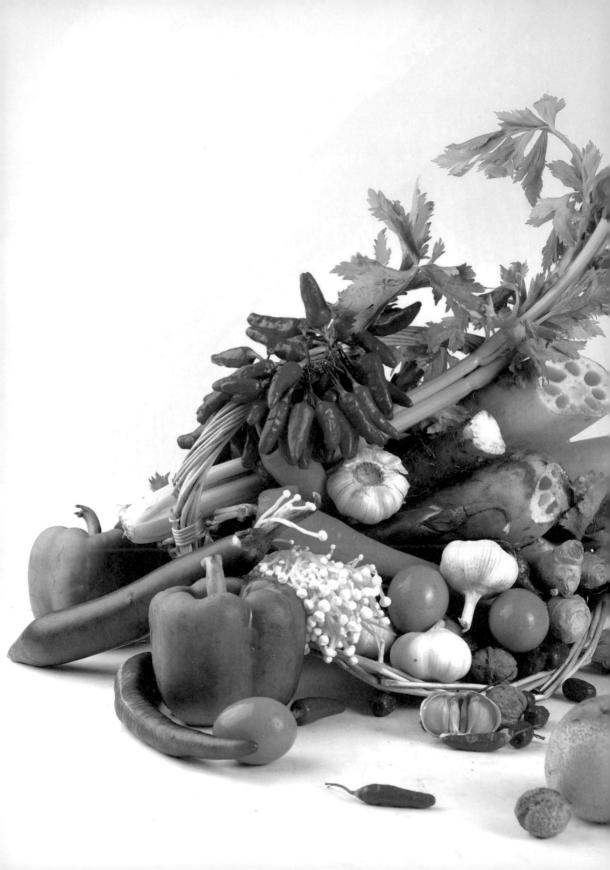

# Part

# 膳食纖維，整腸道、排毒素、防腸癌

膳食纖維既不能被胃腸道消化吸收，又不能產生熱量，但卻具有十分重要的生理功能。它可以調整腸道內環境，排出毒素，保護消化系統，預防腸癌的發生。

# 膳食纖維是清潔腸道、預防腸癌的利器

　　膳食纖維有「腸道清潔工」之稱，它進入腸道後，會將腸道內的「毒素」包裹起來，還能吸收水分，刺激腸胃蠕動，並軟化糞便，促進糞便排出，減少代謝廢物、有害物質在腸道內停留的時間，從而維持消化道健康，有效預防腸癌。

## 膳食纖維分類

### 水溶性膳食纖維 VS 不可溶性膳食纖維

| 分類 | 特性 | 主要功效 | 代表食物 |
|------|------|---------|---------|
| 水溶性膳食纖維 | 可溶解於水又可吸水膨脹，並能被大腸中的微生物酵解 | 延緩胃的排空時間，延緩葡萄糖的吸收，降低血液膽固醇水準 | 燕麥、大麥、豆類、水果、蔬菜等 |
| 不可溶性膳食纖維 | 不溶解於水，又不能被大腸中的微生物酵解 | 促進腸胃蠕動，減少廢物在腸道內停留的時間，增加糞便體積、促進排便 | 麥麩、全穀粒、乾豆類、堅果等 |

★**防癌專家提醒**：缺少足夠的膳食纖維，容易導致肥胖。此外，膳食纖維攝入不足，易導致血管裡膽固醇、脂肪堆積過多，增加患動脈粥樣硬化、高膽固醇血症、高血脂、高血壓等疾病的風險。

## 膳食纖維缺乏的信號

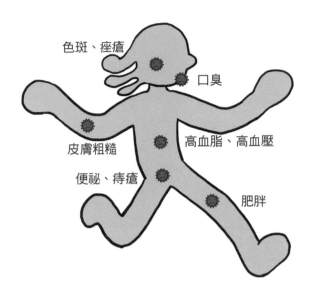

色斑、痤瘡

口臭

皮膚粗糙

高血脂、高血壓

便祕、痔瘡

肥胖

# 蕎麥：腸道的「清道夫」

| | |
|---|---|
| **防癌有效成分** | 膳食纖維、維生素 P |
| **推薦用量** | 每人每天 60 克 |
| **不宜人群** | 消化功能不佳、易腹瀉者 |

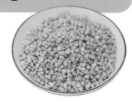

## 為什麼能防癌抗癌

- 蕎麥有腸道「清道夫」的美譽，每 100 克含膳食纖維 6.5 克，是粳米的 10.8 倍，可有效降低患直腸癌、結腸癌的風險。
- 蕎麥中含有豐富的維生素 P，可強化微血管，且具有一定的抗炎、抗病毒及抗癌的功效。
- 蕎麥中富含礦物質，每 100 克含鉀 401 毫克、鎂 258 毫克、鈣 47 毫克、鐵 6.2 毫克、鋅 3.62 毫克，具有增強免疫力的作用。

## 這樣吃防癌效果好

- 蕎麥宜磨成粉做成麵條食用，因為這樣能使其中的營養素充分溶解到湯汁中，更容易被人體消化吸收。
- 用蕎麥麵粉和麵的時候，建議加入一些細糧，可彌補蕎麥麵粉延展性和彈性差的缺點，還能有效改善口感。
- 蕎麥比較硬，直接煮粥不易熟，宜先泡水數小時再煮，這樣更有利於營養的釋放。

## 有益防癌抗癌的搭配

### 蕎麥＋蜂蜜＝潤腸、通便

- 蕎麥可寬腸通便，蜂蜜有解毒潤腸的作用，兩者搭配有助於促排毒、防便秘、預防腸癌。

### 蕎麥＋粳米＝營養均衡

- 蕎麥中離胺酸含量低，而粳米中離胺酸含量較高，兩者粗細搭配、營養互補。

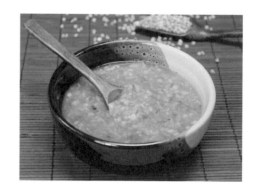

# 玉米：「食物中的黃金」

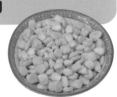

| 防癌有效成分 | 膳食纖維、穀胱甘肽、葉黃素 |
| 推薦用量 | 每人每天 100 克 |
| 不宜人群 | 腹脹、尿失禁者 |

## 為什麼能防癌抗癌

- 玉米有「食物中的黃金」的美譽。據測定，每 100 克玉米中含膳食纖維 2.9 克，是粳米的 4.8 倍。
- 玉米中含有一種獨特的抗癌因子——穀胱甘肽，它能與體內一些致癌物結合，使其失去活性並通過腸道排出體外。此外，穀胱甘肽還是一種強抗氧化劑，可對抗自由基、預防癌症。
- 玉米中含有硒元素，能防止細胞癌變；含有鎂元素，可預防心血管疾病、增強淋巴細胞功能。
- 玉米中含有葉黃素、玉米黃質，可預防腸癌、皮膚癌、肺癌和子宮頸癌。

## 這樣吃防癌效果好

- 玉米和其他穀豆類食物混合做粥、飯、麵食，可以提高營養素的整體利用率，防癌效果更佳。
- 鮮玉米榨汁飲用，可以減少防癌營養素的流失，增強抗癌功效。

## 有益防癌抗癌的搭配

### 玉米＋紅番薯＝促進排便

- 紅番薯和玉米都可以降低血液中膽固醇的含量，保持血管的彈性和通暢，還能有效促進排便。

### 玉米＋蔬菜＝有利腸道健康

- 鮮玉米粒與胡蘿蔔、芹菜等蔬菜搭配食用，不僅色香味美，而且可以增加膳食纖維的攝入量，有利於腸道健康。

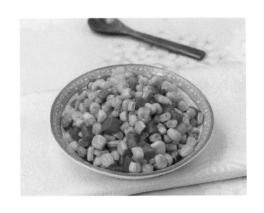

# 燕麥：營養豐富的「粗糧之王」

| 防癌有效成分 | 膳食纖維、硒、β 葡聚糖 |
| --- | --- |
| 推薦用量 | 每人每天 50 克 |
| 不宜人群 | 消化性潰瘍者 |

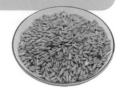

## 為什麼能防癌抗癌

- 燕麥低糖、高營養，有「粗糧之王」的美譽，被美國《時代雜誌》推薦為健康食品。據測定，每 100 克燕麥片中含膳食纖維 5.3 克、維生素 E 3.07 毫克、鈣 186 毫克、鎂 177 毫克、鐵 7 毫克、硒 4.31 微克，可有效增強體質、防癌抗癌。
- 燕麥中還含有豐富的 β 葡聚糖，可改善人體免疫力，有助於人體抵禦細菌、病毒的侵襲。
- 《國際流行病學傳染病學雜誌》有文章指出，早餐吃燕麥片有助於預防乳癌；尤其是絕經期前女性從燕麥片等全穀食物中攝取大量膳食纖維，可將乳癌危險降低 41%。

## 這樣吃防癌效果好

- 將燕麥泡水 2 ～ 3 小時，再煮粥、做飯更容易熟爛，有利於營養素的吸收。
- 燕麥中某些維生素不耐高溫，因此燕麥片加熱的時間越短越好，以防營養流失。

♥愛心提醒：儘管燕麥的麩質含量不高，但是對麩質過敏的人也應小心食用。

## 有益防癌抗癌的搭配

### 燕麥＋綠豆＝促進毒素排出

- 燕麥、綠豆都富含膳食纖維，兩者搭配食用不僅有助於減肥，還可幫助腸道排除毒素和廢物。

### 燕麥＋蘋果、牛奶＝營養豐富

- 三者搭配煮粥，集牛奶、蘋果與穀物營養於一體，含有豐富的蛋白質、膳食纖維、維生素及礦物質，可有效提升免疫力。

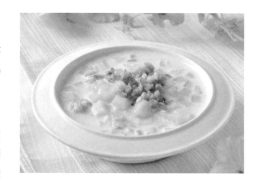

# 紅豆：利尿、排毒、防癌

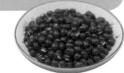

| 防癌有效成分 | 膳食纖維、維生素 E、皂素 |
| 推薦用量 | 每人每天 30 ～ 50 克 |
| 不宜人群 | 尿頻、易脹氣者 |

## 為什麼能防癌抗癌

● 紅豆又名「赤豆」，每 100 克僅含脂肪 0.6 克，含膳食纖維高達 7.7 克，有助於增強飽腹感，減少代謝廢物在腸道停留的時間。

● 此外，每 100 克紅豆中不僅含有胡蘿蔔素 80 微克、維生素 A 13 微克、維生素 E 14.36 毫克，還含有鎂 138 毫克、鋅 2.2 毫克、硒 3.8 微克，它們都是抗癌的有效營養素。

● 紅豆中含有皂素，可通過刺激腸道來促進排便和排尿，有助於減輕腎臟負擔，有一定的排毒防癌功效。

## 這樣吃防癌效果好

● 煮紅豆前，先用水將紅豆浸泡 2 ～ 3 小時，更容易煮爛，有助於消化吸收。

● 紅豆與穀類食品混合搭配，做成豆沙包、豆飯或豆粥食用，有助於增強防癌功效。

♥**愛心提醒：**紅豆攤開曬乾，以 1 ～ 2 公斤為單位裝入塑膠袋中，再放一些剪碎的乾辣椒，放在乾燥通風處保存。此方法可起到防潮、防蟲的作用。

## 有益防癌抗癌的搭配

### 紅豆＋薏仁＝利尿、排毒、防癌

● 紅豆和薏仁均富含膳食纖維，並且有利水、排毒的作用，有助於排出體內有害物質，預防癌症。

### 紅豆＋紫米＝營養豐富、通便防癌

● 紅豆含大量膳食纖維，紫米富含維生素 E，兩者搭配不僅營養價值更高，還有良好的抗氧化作用。

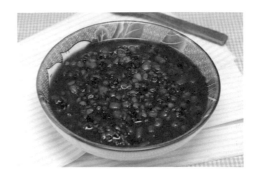

# 紅番薯：減少致癌物的堆積

| 防癌有效成分 | 膳食纖維、維生素 A、黏蛋白 |
| --- | --- |
| 推薦用量 | 每人每天 100 克 |
| 不宜人群 | 易脹氣、胃酸過多、尿頻者 |

## 為什麼能防癌抗癌

- 在日本國立癌症研究所公佈的防癌蔬菜中紅番薯名列第一。據測定，每 100 克紅番薯中含膳食纖維 1.6 克，能促進腸胃蠕動，加速糞便排出。
- 此外，每 100 克紅番薯中含有胡蘿蔔素 750 微克、維生素 A 125 微克、維生素 C 26 毫克，具有良好的抗氧化性，可防癌抗癌。
- 紅番薯中富含黏蛋白，這是一種糖和蛋白質的混合物，有延緩衰老、增強免疫力的功效。

## 這樣吃防癌效果好

- 紅番薯中的澱粉需經過高溫破壞，才能被人體消化、吸收，因此紅番薯一定要蒸熟煮透後食用。
- 食用紅番薯時要去皮，因為紅番薯皮中含鹼較多，容易導致腸胃不適，從而影響腸道毒素的排出。

♥愛心提醒：有黑色或褐色斑點的紅番薯不宜食用，因為其受了黑斑病的感染，食用後易導致中毒。

## 有益防癌抗癌的搭配

### 紅番薯＋玉米＝促進毒素的排出

- 將紅番薯塊、玉米粒搭配食用，不僅色澤美觀，而且有助於排出體內毒素，防癌功效更佳。

### 紅番薯＋粳米＝潤腸、通便

- 紅番薯所含蛋白質不高，比起單一食用，紅番薯更適合和粳米、小米等一起搭配熬煮成粥，不僅營養價值更高，且有良好的潤腸通便功效。

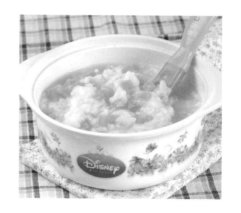

# 芹菜：通便排毒的「萬能藥菜」

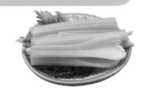

| 防癌有效成分 | 膳食纖維、維生素 C、芹菜素 |
| 推薦用量 | 每人每天 100 克 |
| 不宜人群 | 易腹瀉、血壓偏低者 |

## 為什麼能防癌抗癌

- 芹菜有「萬能藥菜」的美譽，是典型的低蛋白、低脂肪、高纖維的健康食材。據測定，每 100 克芹菜莖中含膳食纖維 1.4 克，而每 100 克芹菜葉中含膳食纖維高達 2.2 克。
- 此外，每 100 克芹菜中含胡蘿蔔素 60 微克、維生素 C 12 毫克、維生素 E 2.21 毫克，顯示了良好的抗氧化性，有助於增強機體抵抗力、減少致癌物的生成。
- 芹菜中含有芹菜素，是一種類黃酮化合物，能抑制癌細胞生長，有良好的預防癌症功效。

## 這樣吃防癌效果好

- 芹菜葉中膳食纖維、胡蘿蔔素、維生素 C 等含量高於芹菜莖，因此烹調時最好保留嫩葉，以增強其防癌功效。
- 芹菜焯水時，宜折成盡可能長的段入沸水中焯燙，然後再切，這樣能減少營養素的流失。

## 有益防癌抗癌的搭配

### 芹菜＋馬鈴薯＝提高免疫力

- 芹菜富含膳食纖維，馬鈴薯含有豐富的維生素 C，兩者搭配營養豐富，有助於增強免疫力，還可保護腸胃、預防癌症。

### 芹菜葉＋豆腐＝促進消化吸收

- 芹菜葉可通便、排毒，豆腐營養豐富、易消化，兩者搭配做湯可促進消化，有效預防便秘。

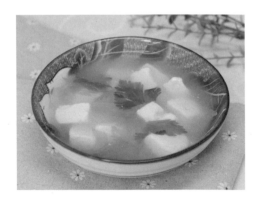

# 黑木耳：吸附腸道內的毒素

| | |
|---|---|
| **防癌有效成分** | 膳食纖維、植物膠質、木耳多醣 |
| **推薦用量** | 每人每天 60 克（水發） |
| **不宜人群** | 易腹瀉者、生理期女性 |

## 為什麼能防癌抗癌

- 黑木耳被稱為「中餐中的黑色瑰寶」，含有豐富的膳食纖維。據測定，每 100 克水發黑木耳中含膳食纖維 2.6 克，而每 100 克乾木耳中含膳食纖維高達 29.9 克。
- 黑木耳中含有一種特殊的植物膠質，可在短時間內吸附腸道內殘留的代謝廢物，並將其排出體外，有助於預防胃癌、直腸癌、結腸癌。
- 黑木耳中含有的木耳多醣，有極佳的抗癌活性，是一種極好的免疫促進劑，能顯著提高人體免疫力，降低患癌風險。

## 這樣吃防癌效果好

- 木耳多醣容易受溫度影響，為了避免其流失，烹調的時間不宜過長。
- 泡發黑木耳最好不要超過 2 小時，以減少防癌營養素的流失。
- 黑木耳最好涼拌食用，以保留更多的營養素，增強其防癌功效。

## 有益防癌抗癌的搭配

### 黑木耳＋青花菜＝通便、防癌

- 黑木耳富含膳食纖維和膠質，青花菜富含膳食纖維和硒元素，兩者搭配食用，通便防癌的功效更加顯著。

### 黑木耳＋芹菜＝排毒素、防便秘

- 黑木耳、芹菜都富含膳食纖維，兩者搭配既可涼拌也可炒食，經常食用可促進排便，加速腸道內致癌物排出體外，從而有效預防腸癌。

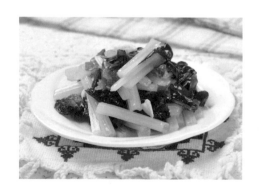

# Part

## 3

# 三大維生素，預防癌症的王牌營養素

維生素是促進新陳代謝、防治慢性病、維持身體健康不可缺少的營養素。同時，維生素 A、維生素 C、維生素 E 也是預防癌症的王牌營養素。一般黃綠色蔬菜含有豐富的維生素，日常飲食中不妨適當多吃。

# 維生素 A：維護上皮組織健康，加速細胞修復

　　維生素 A，屬於脂溶性維生素，多儲存於動物肝臟中，主要功能是保護視力、強化皮膚黏膜、促進骨骼和牙齒的正常發育。最新研究發現，充足的維生素 A 可以預防癌症的發生。

　　研究人員指出，維生素 A 有助於維持細胞核的完整性，加速細胞核 DNA 修復，阻斷細胞癌變過程，抑制癌症發生。此外，維生素 A 是維持上皮組織健康的重要營養素，能促進並維護上皮組織的完整，防止細菌、病毒的入侵，對預防源於上皮組織的癌症（如皮膚癌、食道癌、胃癌、肺癌、結腸癌、直腸癌、膀胱癌等）的發生有著重要作用。

## 維生素 A 缺乏的信號

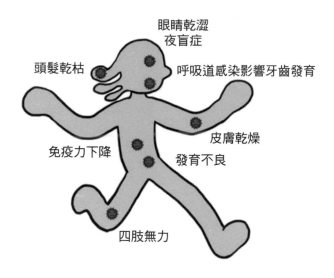

眼睛乾澀
夜盲症

頭髮乾枯

呼吸道感染影響牙齒發育

皮膚乾燥

免疫力下降

發育不良

四肢無力

★**特別提醒：**人體長期缺乏維生素 A，會導致眼睛適應光的能力下降，影響視網膜的健康，很容易形成夜盲症。此外，維生素 A 不足，還會導致眼睛乾澀、易疲勞。

## 每日建議攝入量

　　中國營養學會建議，成年男性每天維生素 A 的攝入量為 800 微克，女性為 700 微克。

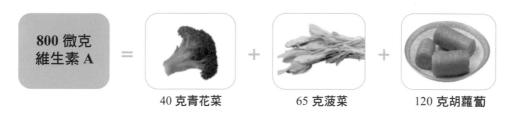

| 800 微克<br>維生素 A | = | 40 克青花菜 | + | 65 克菠菜 | + | 120 克胡蘿蔔 |

（以上資料來源於《中國居民膳食營養素參考攝入量》2013 版）

## 增加維生素 A 的攝入

### 1. 多吃蔬果

　　維生素 A 主要存在於蛋黃、奶油、動物肝臟等食物中，然而這些食物膽固醇含量高、熱量也高，不宜過多食用。而 $\beta$-胡蘿蔔素在體內可轉化為維生素 A，所以應適當多吃富含 $\beta$-胡蘿蔔素的蔬果。

### 2. 食用補充劑

　　維生素 A 的最佳補充劑為：維生素 A 製劑、魚肝油。

★**特別提醒：**長期過多攝入維生素 A 會引起維生素 A 慢性中毒，主要表現為：食慾減退、噁心、嘔吐、頭痛、視覺模糊、皮膚乾燥、掉頭髮、骨關節痛等。因此，一定不要隨意補充維生素 A 製劑。

## 增加維生素 A 的食物來源

### 富含維生素 A 的食物

| 動物肝臟 | 豬肝、羊肝、雞肝、鴨肝、鵝肝等 |
|---|---|
| 蔬菜 | 胡蘿蔔、南瓜、菠菜、韭菜、青花菜等 |
| 水果 | 芒果、柳丁、橘子、杏、柿子、香蕉、草莓等 |
| 奶蛋類 | 奶油、蛋黃等 |

# 胡蘿蔔素：抗氧化性強，可轉化為維生素A

　　談到維生素 A，就不能不提胡蘿蔔素。胡蘿蔔素是強抗氧化劑，雖然不屬於維生素，但被攝入人體後會轉化為維生素 A。研究發現，在胡蘿蔔素中 $\beta$-胡蘿蔔素分佈最廣、含量最多，且維生素 A 的轉換率最高。

　　胡蘿蔔素是人體健康不可缺少的營養素，在預防心血管疾病、白內障、癌症方面有顯著功效。需要特別指出的是，如果人體攝入過量的維生素 A 會造成中毒，但過多攝取胡蘿蔔素僅會導致皮膚變黃，對健康沒有不良影響，只要暫停食用富含胡蘿蔔素的食物，皮膚顏色很快就能自行恢復正常。因此，胡蘿蔔素被視為維生素 A 的一個安全來源。

## 每日建議攝入量

　　中國營養學會建議，成人每天胡蘿蔔素的攝入量為 6 毫克。

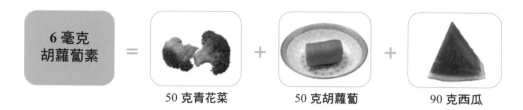

| 6 毫克<br>胡蘿蔔素 | = | 50 克青花菜 | + | 50 克胡蘿蔔 | + | 90 克西瓜 |

## 增加胡蘿蔔素的攝入

### 1. 多吃深綠色、紅黃色蔬果

胡蘿蔔素主要存在於深綠色或紅黃色蔬菜和水果中，且一般蔬菜水果的顏色越深，含有的胡蘿蔔素越豐富。

### 2. 炒食可提高吸收率

胡蘿蔔素是脂溶性維生素，與油脂一起烹調可使其很快溶入液體中，提高吸收率。

## 胡蘿蔔素的食物來源

### 富含胡蘿蔔素的食物

| 蔬菜 | 胡蘿蔔、南瓜、茼蒿、番茄、辣椒、韭菜、菠菜、小白菜、青花菜、豌豆苗等 |
|------|------------------------------------------------|
| 水果菌 | 芒果、木瓜、西瓜、哈密瓜、杏、金桔、枇杷等 |
| 藻類 | 紫菜、裙帶菜、黑木耳等 |
| 其他 | 綠茶、紅茶、枸杞子等 |

# 胡蘿蔔——廉價的防癌「小人參」

| 防癌有效成分 | 胡蘿蔔素、維生素 A、木質素 |
| --- | --- |
| 推薦用量 | 每人每天 100 克 |
| 不宜人群 | 腎功能不佳者 |

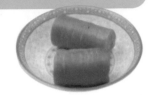

## 為什麼能防癌抗癌

- 據測定，每 100 克胡蘿蔔含胡蘿蔔素 4010 微克，還含有維生素 A668 微克。經常適當食用胡蘿蔔，可改善視力、維護上皮組織健康、增強免疫力，還能預防多種癌症。
- 胡蘿蔔中含有大量的木質素，能提高體內巨噬細胞的活力，有助於消滅癌細胞。
- 每 100 克胡蘿蔔中還含有膳食纖維 1.3 克、維生素 C16 毫克，可通便防癌、延緩衰老。
- 《營養學雜誌》指出，胡蘿蔔汁能夠增強人體的抗氧化能力；《泌尿學雜誌》研究表明，蔬菜尤其是胡蘿蔔所占比例高的飲食，能夠很好地預防膀胱癌。

## 這樣吃防癌效果好

- 烹調胡蘿蔔時，最好加入適量的植物油，並且快炒，有利於胡蘿蔔素的吸收。
- 胡蘿蔔素多存在於皮下，烹調時注意外皮清潔，盡量不要削皮，以保留更多的防癌營養素。

## 有益防癌抗癌的搭配

### 胡蘿蔔＋香菇＝促進腸道蠕動

- 胡蘿蔔和香菇均含有豐富的膳食纖維，兩者搭配炒食，有助於腸道蠕動、排出毒素。

### 胡蘿蔔＋南瓜＝增強防癌功效

- 胡蘿蔔和南瓜都富含胡蘿蔔素，兩者搭配食用，能維護上皮組織健康，減少癌症的發生。

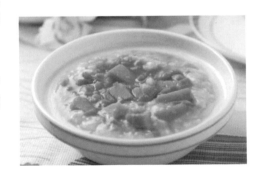

# 南瓜——降脂降糖、預防乳癌

| | |
|---|---|
| **防癌有效成分** | 胡蘿蔔素、維生素 A、葉黃素 |
| **推薦用量** | 每人每天 100 克 |
| **不宜人群** | 腹脹、黃疸者 |

## 為什麼能防癌抗癌

● 每 100 克南瓜中含維生素 A 148 微克，在瓜菜中名列前茅。此外，每 100 克南瓜還含有胡蘿蔔素 890 微克。

● 南瓜中不僅含有膳食纖維，還富含果膠，可保護胃腸道免受粗糙食物的刺激，吸附腸道內的代謝廢物和有害物質，並及時排出體外。

● 南瓜中的南瓜多醣是一種非特異性免疫增強劑，能有效增強機體免疫力；南瓜中含有甘露醇類物質，有潤腸通便的作用。

● 南瓜中還含有葉黃素、玉米黃素和隱黃素。《癌症研究》有文章指出，血液中含有大量胡蘿蔔素、葉黃素、玉米黃素和隱黃素的女性患乳癌的概率能降低 50%。

## 這樣吃防癌效果好

● 南瓜瓤含有的胡蘿蔔素比南瓜肉更多，所以烹飪南瓜時最好不要丟掉南瓜瓤，以免損失營養。

● 南瓜皮含有豐富的胡蘿蔔素和多種維生素，所以去皮時越薄越好。

## 有益防癌抗癌的搭配

### 胡蘿蔔＋青椒＝增強免疫力

● 南瓜含有豐富的胡蘿蔔素、膳食纖維，甜椒富含維生素，兩者搭配清炒，營養豐富，可增強免疫力。

### 南瓜＋綠豆＝防暑降溫、通便排毒

● 南瓜與綠豆搭配煲湯，不僅富含膳食纖維、果膠、胡蘿蔔素，而且有助於水溶性維生素溶入水中，更有利於人體吸收。

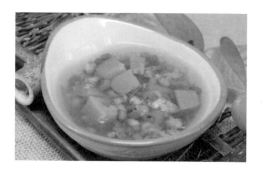

# 茼蒿：提升抵抗力、通便防癌

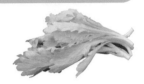

| **防癌有效成分** | 胡蘿蔔素、維生素 A、膳食纖維 |
|---|---|
| **推薦用量** | 每人每天 100 克 |
| **不宜人群** | 腹瀉、胃炎患者 |

## 為什麼能防癌抗癌
- 茼蒿中所含的胡蘿蔔素比南瓜要多，每 100 克含胡蘿蔔素 1510 微克，是補充胡蘿蔔素的好選擇。此外，每 100 克茼蒿中還含有 252 微克的維生素 A，可加速細胞修復、預防與上皮組織有關的多種癌症。

- 每 100 克茼蒿含膳食纖維 1.2 克，可增強飽腹感、促進腸胃蠕動，有助於預防結腸癌、直腸癌。
- 每 100 克茼蒿中含維生素 C 18 毫克，還含有鈣、鉀、鎂、鐵等礦物質，常食可提升身體抵抗力。

## 這樣吃防癌效果好
- 烹調茼蒿時宜大火快炒，以保留其中更多的營養素，充分發揮防癌功效。
- 茼蒿與肉、蛋等葷菜一起烹調，能提高維生素 A 的吸收率。
- 茼蒿的含鈉量較高（161.3 毫克 /100 克），烹調時應減少鹽的投放量。

♥**愛心提醒：** 葉子發黃、葉尖開始枯萎乃至發黑收縮的茼蒿，不僅營養價值降低，而且有微毒，最好不要食用。

## 有益防癌抗癌的搭配

### 茼蒿＋大蒜＝潤腸通便
- 茼蒿富含膳食纖維，大蒜有解毒作用，兩者搭配，清淡爽口、低脂低熱，有助於潤腸通便。

### 茼蒿＋雞蛋＝促進營養吸收
- 茼蒿含有較多的脂溶性胡蘿蔔素，與雞蛋搭配烹調，不僅營養豐富，而且可以促進胡蘿蔔素的吸收利用。

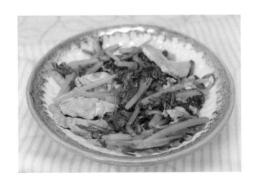

# 菠菜：富含維生素 A 的「鸚鵡菜」

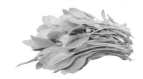

| 防癌有效成分 | 胡蘿蔔素、維生素 A、葉綠素 |
| 推薦用量 | 每人每天 100 克 |
| 不宜人群 | 腹瀉、結石者 |

## 為什麼能防癌抗癌

- 菠菜紅根綠葉，猶如鸚鵡紅嘴綠羽，又被稱為「鸚鵡菜」。據測定，每100 克菠菜中含膳食纖維 1.7 克，有不錯的通便排毒作用。
- 菠菜還是維生素 A 的寶庫，每 100克含維生素 A 487 微克。此外，每100 克菠菜含胡蘿蔔素 2920 微克，被認為是安全、有效的維生素 A 來源。
- 菠菜中富含葉綠素，能促進體內致癌物的分解，尤其對消化系統癌症有良好的預防作用。同時，葉綠素能減少體內膽固醇的含量，可預防動脈粥樣硬化。

## 這樣吃防癌效果好

- 菠菜含草酸較多，草酸會影響人體對鈣的吸收，烹調前將菠菜焯水可減少草酸的含量。
- 菠菜焯水的時間不宜太長，以免導致維生素流失，降低防癌功效。

## 有益防癌抗癌的搭配

### 菠菜＋大蒜＝增強防癌功效

- 菠菜含有大量的胡蘿蔔素和維生素A，大蒜含有的大蒜素能殺菌防癌，兩者搭配食用，防癌抗癌功效更佳。

### 菠菜＋雞蛋＝營養互補

- 菠菜中的鈣含量高於磷，搭配磷含量高於鈣的雞蛋，可以使機體鈣與磷攝取平衡，有助於提高免疫力。

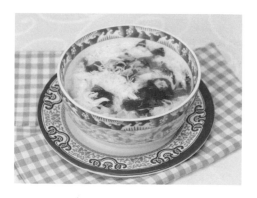

# 豌豆苗：促進代謝的「龍鬚菜」

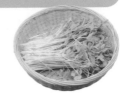

| | |
|---|---|
| **防癌有效成分** | 維生素 A、胡蘿蔔素、膳食纖維 |
| **推薦用量** | 每人每天 100 克 |
| **不宜人群** | 無 |

## 為什麼能防癌抗癌

- 豌豆苗又叫豌豆尖，有「龍鬚菜」之稱。據測定，每 100 克豌豆苗含膳食纖維 1.3 克，可促進人體新陳代謝，有效預防腸癌。
- 每 100 克豌豆苗中，還含有維生素 A 452 微克、胡蘿蔔素 2710 微克，有助於養護視力、維持上皮組織健康、加速細胞修復。
- 豌豆苗中還含有豐富的維生素 C（11 毫克/100 克）和能分解體內亞硝胺的酶，可促進亞硝胺分解，降低人體癌症的發病率。

## 這樣吃防癌效果好

- 豌豆苗較為鮮嫩，烹調時忌時間過長，宜大火快炒或入水稍焯，否則會導致營養流失。
- 豌豆苗做湯食用較好，不僅口感嫩爽，還能保留盡量多的防癌營養成分。

## 有益防癌抗癌的搭配

### 豌豆苗＋芹菜＝潤腸、通便、防癌

- 豌豆苗和芹菜都富含膳食纖維、維生素 C，兩者同食可潤腸、通便、排毒、抗癌。

### 豌豆苗＋豆腐＝促消化、增體質

- 豌豆苗與豆腐搭配食用，可彌補蛋白質及鈣質不足，能促進消化吸收、增強體質。

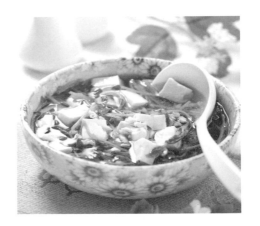

# 哈密瓜：抗氧化、增強免疫力

| 防癌有效成分 | 胡蘿蔔素、維生素 A、類黃酮 |
| --- | --- |
| 推薦用量 | 每人每天 80 克 |
| 不宜人群 | 腹瀉、腎功能不佳者 |

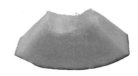

## 為什麼能防癌抗癌

● 哈密瓜被譽為「瓜中之王」，不僅含有豐富的維生素 C（12 毫克 /100 克），還富含維生素 A（153 微克 /100 克），可促進細胞修復，增強機體的抗癌能力。

● 每 100 克哈密瓜中含有胡蘿蔔素 920 微克，可在體內轉化為維生素 A，是補充維生素 A 的有效來源。

● 哈密瓜中還含有豐富的抗氧化劑類黃酮，是極為活躍的植物化學成分，在實驗條件下顯示出良好的抗發炎、抗病毒、抗細菌及抗癌功效。

● 據英國《每日郵報》報導，經常食用哈密瓜有助於抵抗對細胞造成損害的自由基。

## 這樣吃防癌效果好

● 哈密瓜最好直接食用或榨汁飲用，這樣能保留完整的防癌營養成分。不過，一次食用不宜過多，否則易導致腹瀉。

● 科學研究發現，表皮有裂縫的哈密瓜中易藏有引發腹瀉的沙門氏菌，因此最好不要購買早已切開的哈密瓜。

## 有益防癌抗癌的搭配

### 哈密瓜＋柳丁、蘋果＝防癌、抗老化

● 哈密瓜和柳丁、蘋果等一起做成沙拉食用，營養豐富，有助於增強身體免疫力、預防癌症。

### 哈密瓜＋番茄＝加強代謝、預防癌症

● 哈密瓜與番茄搭配，不僅富含胡蘿蔔素、維生素 A、維生素 C、維生素 E 及多種礦物質，且含有豐富的類黃酮、番茄紅素等植物營養成分，對人體健康十分有益。

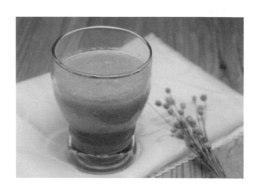

# 木瓜：營養豐富的「百益果」

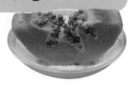

| | |
|---|---|
| **防癌有效成分** | 胡蘿蔔素、維生素 A、木瓜蛋白酶 |
| **推薦用量** | 每人每天 60～80 克 |
| **不宜人群** | 過敏體質者、孕婦 |

## 為什麼能防癌抗癌

- 木瓜有「百益果」的美譽，屬於低熱量、低脂肪、高纖維的健康水果。據測定，每 100 克木瓜的熱量為 29 千卡、含脂肪 0.1 克、膳食纖維 0.8 克。
- 每 100 克木瓜中還含有胡蘿蔔素 870 微克、維生素 A 145 微克、維生素 C 43 毫克，都是有效的防癌抗癌營養素。
- 此外，木瓜所含的木瓜蛋白酶與胃蛋白酶相似，能將蛋白質分解為胺基酸，促進消化吸收，有助於預防消化系統癌變。
- 《食品科學》有文章指出，木瓜中的黃酮提取物有顯著的抗氧化性，可有效清除自由基、防止細胞氧化受損。

## 這樣吃防癌效果好

- 木瓜直接食用，或榨成汁飲用，可保留完整的營養素，有利於預防癌症。
- 飯後吃少量木瓜，能幫助消化，促進脂肪分解，減輕腸胃負擔。

♥**愛心提醒：**未成熟的青木瓜不宜生食，否則容易引起腸胃脹氣；木瓜忌用鐵、鋁等容器盛裝或烹調。

## 有益防癌抗癌的搭配

### 木瓜＋牛奶＝營養更均衡

- 木瓜與牛奶搭配，可彌補蛋白質、鈣質不足，促進消化吸收，有助於增強體質。

### 木瓜＋枸杞子、粳米＝提升免疫力

- 木瓜和枸杞子都是提升免疫力的好食材，兩者與粳米搭配煮粥，可補充營養、促進消化、防病抗癌。

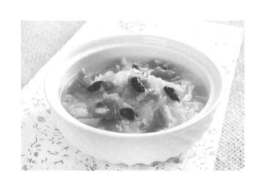

# 枸杞子：藥食兩用的「東方神果」

| | |
|---|---|
| 防癌有效成分 | 胡蘿蔔素、維生素 A、枸杞多醣 |
| 推薦用量 | 每人每天 10 ～ 15 克 |
| 不宜人群 | 發熱、腹瀉者 |

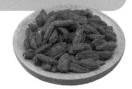

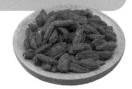

## 為什麼能防癌抗癌

- 枸杞子被譽為「東方神果」。美國《藥用植物》有研究表明，枸杞子具有抗氧化的功效，並有助於預防動脈粥樣硬化和糖尿病。
- 每 100 克枸杞子中含維生素 A 1625 微克、胡蘿蔔素 9750 微克，都要比胡蘿蔔高約 2.43 倍，有顯著的清除自由基、抗衰老、抗腫瘤的作用。
- 枸杞子中含有枸杞多醣，能增強淋巴細胞、巨噬細胞的功能，有效調節人體免疫系統。《現代醫學衛生》有文章指出，枸杞多醣可抑制肝癌細胞增殖。

## 這樣吃防癌效果好

- 枸杞子直接嚼著吃，能更好地吸收其所含的營養成分，充分發揮其防癌、抗衰老的功效。
- 枸杞子藥食兩用，不含任何毒素，經常泡水飲用也是一種不錯的防癌吃法。
- 烹調枸杞子時，時間不宜太長，以免營養流失，降低防癌功效。

♥**愛心提醒：**散發出酒糟味的枸杞子已經變質，請不要食用。

## 有益防癌抗癌的搭配

### 枸杞子＋黃豆＝補充維生素

- 黃豆富含維生素 E 及異黃酮，與枸杞子搭配食用（尤其適合製作豆漿），有助於防病抗癌。

### 枸杞子＋菊花＝明目養顏

- 枸杞子與菊花搭配泡茶（還可以放少許蜂蜜），具有良好的緩解眼睛疲勞、清熱養顏的作用，還有助於預防心腦血管疾病及多種癌症。

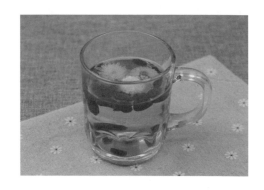

# 維生素 C：有效阻斷致癌物的生成

　　維生素 C 是深受大眾喜愛的一種維生素，可以促進傷口癒合、增強機體抗病能力，對維護牙齒、骨骼、血管、肌肉的正常功能有著重要作用。同時，維生素 C 能促進鐵的吸收，有助於改善缺鐵性貧血。而且，維生素 C 還有顯著的防癌抗癌功效。

　　我們知道，加工肉類食品或香煙中常存在亞硝酸鹽，會增加致癌風險。維生素 C 無法抑制亞硝胺類化合物的活動，卻可以預先阻止亞硝胺類化合物的形成，從源頭上阻斷癌症的發生。

　　流行病學調查也發現，食道癌、胃癌的發病率與維生素 C 的攝入量呈負相關。此外，維生素 C 還能抗輻射以保護正常細胞，並促進巨噬細胞的作戰能力，從而有效抗細菌、抗病毒、抗癌。

## 維生素 C 缺乏的信號

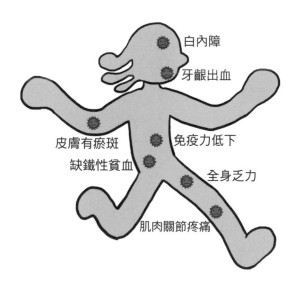

白內障
牙齦出血
皮膚有瘀斑
免疫力低下
缺鐵性貧血
全身乏力
肌肉關節疼痛

★**特別提醒：**很多人不知道，眼球水晶體中維生素 C 含量較高，如果人體長期缺乏維生素 C，會造成眼球水晶體渾濁，從而易誘發白內障。

## 每日建議攝入量

中國營養學會建議，成人每天維生素 C 的攝入量為 100 毫克。

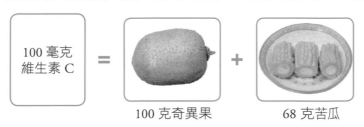

（以上資料來源於《中國居民膳食營養素參考攝入量》2013 版）

## 增加維生素 C 的攝入

### 1. 避免過度清洗

維生素 C 是水溶性的，常會在清洗過程中流失，因此不宜過度清洗蔬果，也不要長時間浸泡。

### 2. 先洗再切

蔬果先洗淨再切，並且不要切得太碎，這樣可以避免維生素 C 的流失。

### 3. 縮短烹調時間

維生素 C 易受高溫破壞，所以烹調蔬菜時，應盡量大火快炒，縮短烹飪時間。

★**特別提醒：**不要隨意服用維生素 C 製劑，如果有需要，請在醫生的指導下服用。研究發現，長期大量服用維生素 C，會引發噁心、嘔吐、腹瀉、腹痛，還易誘發腎結石、靜脈血栓等疾病。

## 維生素 C 的食物來源

維生素 C 普遍存在於新鮮蔬菜與水果中，尤其是黃綠色系蔬菜和色彩鮮豔的水果中。

### 富含維生素 C 的食物

| 蔬菜 | 青花菜、甘藍、青椒、番茄、黃瓜、苦瓜、油菜、香菜、菠菜、莧菜、豌豆、豇豆等 |
|---|---|
| 水果 | 奇異果、楊梅、檸檬、柳丁、橘子、草莓、沙棘、柚子、新鮮紅棗、酸棗、櫻桃、西瓜、桃子、李子、山楂等 |

# 青花菜：國際公認的抗癌尖兵

| 防癌有效成分 | 維生素 A、維生素 C、吲哚類化合物 |
| --- | --- |
| 推薦用量 | 每人每天 100 克 |
| 不宜人群 | 尿路結石、腎功能不佳者 |

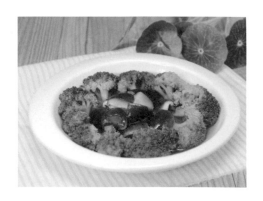

## 為什麼能防癌抗癌

- 青花菜有「蔬菜皇冠」的美譽，被美國《時代雜誌》推薦為健康食材，也是國際公認的抗癌佳蔬。
- 每 100 克青花菜中，含膳食纖維 1.6 克、維生素 A 1202 微克、胡蘿蔔素 7210 微克、維生素 C 51 毫克，這些營養素都具有良好的防癌抗癌功效。
- 青花菜中含有的類黃酮，能降低體內膽固醇水準，對預防胃癌有重要作用；含有多種吲哚類化合物，能降低體內雌激素水準，有助於預防乳癌。

## 這樣吃防癌效果好

- 隔水蒸青花菜是最健康的吃法，時間約 5 分鐘，不僅容易消化，還有助於抗癌營養素的保留。
- 烹調青花菜時，不宜燉或煲湯，最好用熱油快炒 3 分鐘，這樣不僅口感好，而且能保留更多營養。

## 有益防癌抗癌的搭配

### 青花菜＋糙米＝防便秘、促排毒

- 青花菜和糙米都富含膳食纖維，兩者搭配煮粥，可有效促進腸胃蠕動，預防便秘、促進排毒。

### 青花菜＋香菇＝提高免疫力

- 青花菜與富含膳食纖維、香菇多醣的香菇搭配食用，是防癌抗癌的好選擇。比起炒、燉來，推薦蒸食。

# 苦瓜：降糖防癌的「君子菜」

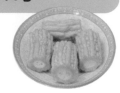

| | |
|---|---|
| 防癌有效成分 | 維生素 C、苦味素、奎寧蛋白 |
| 推薦用量 | 每人每天 80 克 |
| 不宜人群 | 腹瀉、低血糖者 |

## 為什麼能防癌抗癌

- 因為不會把苦味傳給其他食材，因此苦瓜有「君子菜」的美譽。據《營養學報》報導，苦瓜在眾多蔬菜中顯示了較強的抗癌功效。
- 每 100 克苦瓜含維生素 C 56 毫克，在瓜類中名列前茅，是黃瓜的 6.2 倍、南瓜的 7 倍。

- 苦瓜中富含膳食纖維（1.4 克 /100克），有助於通便排毒；含有苦瓜素，是公認的「脂肪殺手」；含有苦瓜苷，可輔助降低血糖。
- 最新研究發現，苦瓜中含有奎寧蛋白，這是一種能啟動免疫細胞的活性蛋白，可抑制癌細胞的生成及擴散。

## 這樣吃防癌效果好

- 苦瓜宜大火快炒，因為烹調時間過長，會造成維生素的大量流失。
- 涼拌苦瓜是不錯的防癌吃法，不過苦瓜含有草酸，會影響鈣的吸收，因此涼拌前最好先焯一下。

## 有益防癌抗癌的搭配

### 苦瓜＋青椒＝補充維生素

- 苦瓜和青椒都富含維生素 C，兩者搭配食用，是理想的防疾病、抗衰老組合。

### 苦瓜＋芝麻＝排毒、防癌

- 苦瓜和芝麻一起涼拌，清香爽口，能促進人體新陳代謝、減少攝入脂肪和熱量，有助於減肥瘦身、排毒防癌。

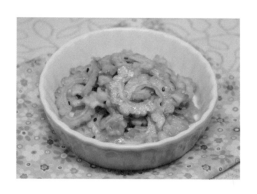

# 青椒：增進食慾、降脂減肥

| 防癌有效成分 | 維生素 C、胡蘿蔔素、辣椒素、膳食纖維 |
| --- | --- |
| 推薦用量 | 每人每天 60 克 |
| 不宜人群 | 食道炎、胃腸炎、胃潰瘍者 |

## 為什麼能防癌抗癌

- 青椒是低熱量、低脂肪、高纖維的健康食材。據測定，每 100 克青椒的熱量僅為 27 千卡，含脂肪 0.3 克，含膳食纖維卻高達 2.1 克。
- 青椒中含有多種有助於抗癌的維生素，每 100 克青椒含維生素 A 57 微克、胡蘿蔔素 340 微克、維生素 C 72 毫克。

- 青椒中還含有獨特的植物化學成分——辣椒素，可有效增進食慾、改善消化功能，還有不錯的降脂減肥功效。此外，據《每日郵報》報導，科學家發現辣椒素在進入癌細胞膜後可將其分離開來，最終使癌細胞自然死亡，他們期望該發現為治療癌症提供一條新途徑。

## 這樣吃防癌效果好

- 烹調青椒時，宜急火快炒，以免青椒中的維生素流失。
- 維生素 C 能促進人體對鐵元素的吸收，因此青椒宜搭配牛肉等富含鐵的食物。

## 有益防癌抗癌的搭配

### 青椒＋雞蛋＝營養均衡、增進食慾
- 青椒含有豐富的維生素，雞蛋富含優質蛋白，兩者搭配食用，營養均衡，可有效增進食慾。

### 青椒＋蓮藕、木耳＝抗氧化、潤腸排毒
- 青椒吃多了易上火，而蓮藕有去火功效，兩者搭配木耳食用，有助於潤腸通便、防癌抗癌。

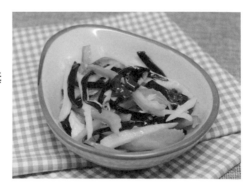

# 奇異果：有效防癌的維生素 C 之王

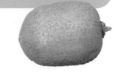

| 防癌有效成分 | 維生素 C、膳食纖維、穀胱甘肽 |
| --- | --- |
| 推薦用量 | 每人每天 100 克 |
| 不宜人群 | 脾胃虛弱、小兒腹瀉者 |

## 為什麼能防癌抗癌

- 奇異果又名奇異果，有「營養金礦」的美譽。據測定，每 100 克奇異果含維生素 C 62 毫克，是番茄的約 3.2 倍。《營養學報》有文章指出，奇異果汁中所含的維生素 C 對致癌物——亞硝胺的胺基合成有阻斷作用。
- 奇異果中還含有其他有效抗癌的成分，每 100 克奇異果含膳食纖維 2.5 克、維生素 A 22 微克、胡蘿蔔素 130 微克、維生素 E 2.43 毫克。
- 奇異果中含有較多果酸，可促進腸胃蠕動、清除體內有害物質；含有抗突變成分穀胱甘肽，有利於抑制癌細胞突變。

## 這樣吃防癌效果好

- 奇異果去皮後直接食用，或榨汁飲用，都可以起到防癌抗癌的作用。如果將奇異果榨成汁，和適量蜂蜜調勻，則別具風味。

♥**愛心提醒：**未成熟的奇異果果實堅硬、酸澀，食用後易引起不適感，應放熟後再食用。

## 有益防癌抗癌的搭配

### 奇異果＋柳丁＝補充維生素 C

- 奇異果和柳丁都富含維生素 C，兩者不管是做成沙拉，還是榨成果汁，都可以有效補充維生素。

### 奇異果＋優酪乳＝促進腸道健康

- 優酪乳富含益生菌，與維生素 C 含量豐富的奇異果同食，可促進腸道健康，幫助腸內益生菌生長，有助於預防腸癌。

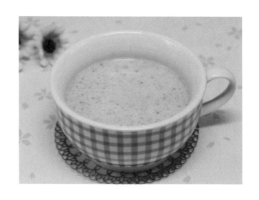

# 柳丁：富含維生素 C 的「療疾佳果」

| 防癌有效成分 | 維生素 C、胡蘿蔔素、橙皮苷 |
|---|---|
| 推薦用量 | 每人每天 150 克 |
| 不宜人群 | 糖尿病患者 |

## 為什麼能防癌抗癌

- 柳丁有「療疾佳果」的美譽，每 100 克含維生素 C 33 毫克，是蘋果的 8 倍多。每天吃一個中等大小的橙子（約 150 克），能滿足人體一天所需的近一半的維生素 C。
- 每 100 克柳丁含胡蘿蔔素 160 微克，能在體內轉化為維生素 A；含膳食纖維 0.6 克，有助於通便排毒。
- 柳丁中還含有橙皮苷，是黃酮類化合物的一種，具有良好的抗氧化性，還有抗炎、抗癌的作用。此外，橙皮苷最容易在富含維生素 C 的食物中發現，能有效促進人體對維生素 C 的吸收。

## 這樣吃防癌效果好

- 柳丁直接切塊食用，可以減少維生素 C 的流失。
- 柳丁皮中含有很多營養成分，榨汁時最好連皮一起絞碎，這樣各種防癌成分就全部溶解在果汁中了。

## 有益防癌抗癌的搭配

### 柳丁＋橘子＝富含維生素 C

- 橘子中富含胡蘿蔔素、維生素 C，和橙子搭配食用，可增強免疫力、潤膚養顏。

### 柳丁＋銀耳＝潤膚、防癌

- 柳丁與富含膳食纖維、多醣類物質的銀耳搭配，不僅能通便防癌，還有降低血脂、預防血栓、滋潤肌膚的作用。

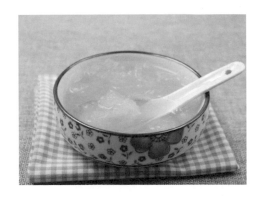

# 檸檬：含多種防癌物質的「藥果」

| 防癌有效成分 | 維生素 C、果膠、檸檬苦素 |
| 推薦用量 | 每人每天 50 克 |
| 不宜人群 | 胃潰瘍、胃酸過多者 |

## 為什麼能防癌抗癌

- 檸檬是一種營養和藥用價值極高的水果，被譽為「藥果」。檸檬中富含維生素 C（22 毫克/100 克），而且鈣、鉀、鎂等礦物質的含量也是柑橘類水果中的佼佼者。
- 檸檬中含有機酸及黃酮苷類物質，能抑制致癌物對身體的侵害；檸檬中的果膠不僅能通便排毒，還有助於預防直腸癌、結腸癌。
- 檸檬中含有檸檬苦素。《中國細胞生物學學報》有文章指出，柑橘類檸檬苦素具有抑制癌細胞生物活性的作用。

## 這樣吃防癌效果好

- 檸檬宜搭配其他水果及蔬菜榨汁飲用，能避免維生素 C 流失，增強防癌功效。
- 做沙拉時，加入適量的檸檬汁，不僅風味獨特，還可增強營養。

♥愛心提醒：檸檬味道過酸，不宜多食，否則胃腸道功能會受到損害，容易導致腹瀉。

## 有益防癌抗癌的搭配

### 檸檬＋蜂蜜＝排毒防癌

- 檸檬營養豐富，與蜂蜜搭配食用，不僅能緩解酸味，還具有清熱解毒、排毒防癌的功效。

### 檸檬＋蘋果＝提升免疫力

- 檸檬和蘋果一起榨汁，富含多種維生素，若連渣一起食用，能吸收更多營養物質，經常飲用有助於提升機體免疫力。

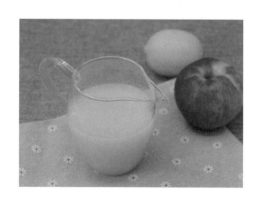

# 山楂：消食抗癌的「胭脂果」

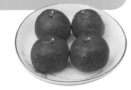

| 防癌有效成分 | 維生素 C、維生素 E、膳食纖維 |
| 推薦用量 | 每人每天 30 ～ 50 克 |
| 不宜人群 | 胃酸過多、牙病患者 |

## 為什麼能防癌抗癌

- 山楂又名山裡紅、胭脂果，所含的解脂酶能促進脂肪類食物的消化，是公認的消食、促消化的好選擇。
- 據測定，每 100 克山楂中含維生素 C 53 毫克，是檸檬的 2 倍多；含維生素 E 7.32 毫克，有良好的抗氧化性；含膳食纖維 3.1 克，可防治便秘、預防腸癌。
- 科學家研究發現，從山楂中提取的黃酮類化合物，具有較強的抗腫瘤作用。此外，山楂提取液對黃麴黴毒素的致突變作用有顯著的抑制效果。

## 這樣吃防癌效果好

- 山楂最好煮熟後再食用，這樣所含的營養素容易被吸收，可有效對抗癌症。
- 忌用鐵鍋煮山楂，因為山楂的果酸遇鐵會生成含鐵化合物，大量攝入易導致中毒。

♥**愛心提醒：**山楂中含有大量有機酸，空腹食用會使胃酸猛增，對胃黏膜產生不良刺激，容易導致胃部不適。

## 有益防癌抗癌的搭配

### 山楂＋決明子＝消食、降脂、明目

- 山楂與決明子搭配泡茶，十分適合久用手機和電腦的人飲用，有不錯的促消化、降脂明目的功效。

### 山楂＋銀耳、粳米＝降壓減肥、通便防癌

- 山楂與銀耳、粳米搭配煮粥，能減少營養流失，最大限度發揮山楂通便、防癌的作用。

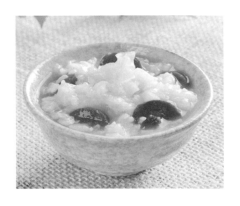

# 新鮮紅棗：天然的「維生素丸」

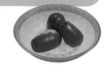

| 防癌有效成分 | 維生素 C、膳食纖維、三萜類化合物 |
| --- | --- |
| 推薦用量 | 每人每天 50 克 |
| 不宜人群 | 上火、便秘、糖尿病患者 |

## 為什麼能防癌抗癌

- 新鮮紅棗富含多種維生素，有「天然維生素丸」的美譽。據測定，每 100 克新鮮紅棗含胡蘿蔔素 240 微克、維生素 A 40 微克、維生素 C 243 毫克、維生素 E 0.78 毫克，是人體補充維生素的好來源。
- 新鮮紅棗中還含有豐富的膳食纖維，約為每 100 克含膳食纖維 1.9 克，能有效促進腸胃蠕動，縮短有害物質在腸道停留的時間。
- 新鮮紅棗中含有環腺苷酸，是人體熱量代謝的必需物質，能消除疲勞、增強體質、預防心血管疾病；含有三萜類化合物，有較強的抗過敏、抗腫瘤的作用；含有皂類物質，可調節人體代謝、降低膽固醇；含有活性物質紅棗多醣，有明顯促進淋巴細胞功能的作用。

## 這樣吃防癌效果好

- 新鮮紅棗的維生素 C 含量十分豐富，一般洗淨後直接食用即可。
- 新鮮紅棗洗淨後去核，與涼開水按 1：1 的比例搭配榨汁，也是不錯的選擇。

## 有益防癌抗癌的搭配

### 新鮮紅棗＋香蕉＝通便防癌

- 新鮮紅棗是一種營養豐富的水果，洗淨、去核後與香蕉等水果搭配優酪乳製作成沙拉，對人體健康十分有益。

### 新鮮紅棗＋蘋果＝增強體質

- 紅棗和富含多種維生素、蘋果多酚、類黃酮化合物的蘋果搭配榨汁，具有良好的抗衰防癌、增強身體抵抗力的作用。

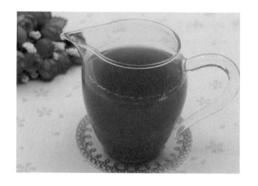

# 維生素 E：保護細胞，清除自由基

　　維生素 E 是抗氧化物，可以保護皮膚、神經、肌肉，並維持人體循環系統以及心臟的良好運作。那麼，維生素 E 是如何發揮抗癌功效的呢？

　　首先，人體記憶體在一種代謝產物——自由基，會侵襲人體細胞中的 DNA，從而使細胞發生突變。而維生素 E 具有較強的抗氧化性，能有效抑制和消除自由基，保護細胞的正常分化。

　　其次，維生素 E 可以促進體內維生素 A 的活動，從而有效強化維生素 A 及胡蘿蔔素的抗癌作用。

　　此外，維生素 E 與維生素 C 一樣，能抑制致癌性較強的亞硝胺形成，且維生素 E 是脂溶性的，而維生素 C 是水溶性的，兩者相輔相成，防癌抗癌的效果更佳。

## 維生素 E 缺乏的信號

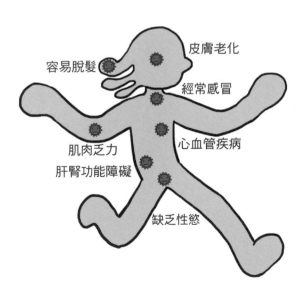

★**特別提醒：**當維生素 E 攝入不足時，會使頭髮乾枯、易脫落。維生素 E 不足，還容易導致血管堆積過多的脂肪、廢物，從而易誘發心血管疾病。

## 每日建議攝入量

**中國營養學會建議，成人每天維生素 E 的攝入量為 14 毫克。**

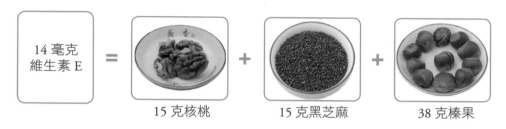

14 毫克維生素 E　＝　15 克核桃　＋　15 克黑芝麻　＋　38 克榛果

（以上資料來源於《中國居民膳食營養素參考攝入量》2013 版）

## 增加維生素 E 的攝入

### 1. 以植物油為主

植物油中維生素 E 含量較高，日常飲食應以花生油、大豆油等植物油為主。

### 2. 避免油炸

維生素 E 在高溫中會遭到破壞，因此富含維生素 E 的食物盡量不要油炸。

### 3. 合理搭配

宜將富含維生素 E 的食物和富含硒的食物搭配在一起食用，因為硒能促進維生素 E 的吸收。

★**特別提醒：**需要指出的是，維生素 E 和其他脂溶性維生素不同，無法長期儲存在人體內，因此需要經常補充。

## 維生素 E 的食物來源

### 富含維生素 E 的食物

| 五穀 | 麥芽、全麥、黑豆、黃豆等 |
|---|---|
| 蔬菜 | 口蘑、胡蘿蔔、菠菜、萵筍等 |
| 動物性食物 | 瘦肉、動物肝臟等 |
| 堅果類 | 核桃、杏仁、榛果、松果、葵花籽等 |
| 油脂類 | 豆油、花生油、香油、橄欖油、葵花籽油等 |

# 芝麻：黑白雙色的「益壽佳品」

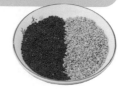

| 防癌有效成分 | 維生素 E、膳食纖維、芝麻素 |
| --- | --- |
| 推薦用量 | 每人每天 15 ～ 20 克 |
| 不宜人群 | 慢性腸炎、腹瀉者 |

## 為什麼能防癌抗癌

● 芝麻被譽為「益壽佳品」，有黑、白兩種，都含有豐富的維生素 E。據測定，每 100 克黑芝麻含維生素 E 50.4 毫克，每 100 克白芝麻含維生素 E 38.28 毫克。

● 芝麻是高膳食纖維食物，黑芝麻含量為 14%，白芝麻為 9.8%，這正是芝麻具有潤腸通便作用的重要原因。

● 芝麻中還富含亞油酸，屬於不飽和脂肪酸，能降低膽固醇、改善微循環；含有芝麻素，可提高對細菌、病毒的抵抗力，且有助於抑制癌細胞；含有木酚素類物質，具有較強的抗氧化性，可防止正常細胞被自由基破壞。

## 這樣吃防癌效果好

● 芝麻外有一層稍硬的殼，不容易消化，因此宜將芝麻碾碎食用。

● 將芝麻磨成粉，與粳米一起熬煮成粥，可以提高對芝麻所含營養的吸收率。

## 有益防癌抗癌的搭配

### 芝麻＋蜂蜜＝烏髮、養顏

● 將黑芝麻炒香、搗碎，加入蜂蜜攪拌成糊狀，經常用溫水沖服，具有烏髮、養顏、通便、抗癌等功效。

### 芝麻＋黑豆＝增強抗癌功效

● 黑豆富含維生素 E、花青素和異黃酮，與芝麻搭配製作豆漿，具有良好的保護心血管、預防癌症的功效。

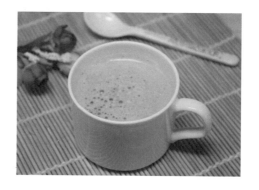

# 杏仁：神奇的益壽抗癌堅果

| 防癌有效成分 | 維生素 C、維生素 E、硒 |
|---|---|
| 推薦用量 | 每人每天 20 克 |
| 不宜人群 | 骨折患者 |

## 為什麼能防癌抗癌

- 杏仁營養豐富，是人體優質蛋白、不飽和脂肪酸、多種維生素及礦物質的好來源，經常適當食用可提升免疫力。《營養學會雜誌》推薦，吃杏仁有助於預防糖尿病和心臟病。
- 據測定，每 100 克杏仁中含維生素 E 18.5 毫克、硒 15.65 微克，兩者都是防癌抗癌的重要營養素，且硒元素可促進人體對維生素 E 的吸收。
- 每 100 克杏仁中含有維生素 C 26 毫克，可阻止亞硝胺類化合物的形成，促進細胞再生。
- 每 100 克杏仁含膳食纖維 8 克，還含有豐富的杏仁油，可促進腸胃蠕動，有良好的通便排毒作用。

## 這樣吃防癌效果好

- 杏仁可分為苦杏仁和甜杏仁。苦杏仁又稱北杏，帶苦味，通常作為藥用，有小毒，不能多食；甜杏仁又稱南杏，味道微甜、細膩，可作為休閒堅果，也可用於榨汁。

## 有益防癌抗癌的搭配

### 杏仁＋牛奶＝養顏防癌

- 杏仁與營養豐富的牛奶搭配，製作杏仁奶，不僅風味獨特，而且具有美白養顏、抗衰防癌的功效。

### 杏仁＋芹菜＝通便防癌

- 杏仁與芹菜都含有豐富的膳食纖維、維生素 C、維生素 E，兩者搭配食用，通便防癌效果俱佳。

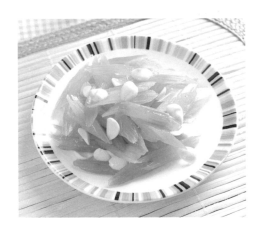

# 核桃：防癌抗衰老的「益智果」

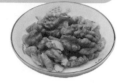

| 防癌有效成分 | 維生素 E、不飽和脂肪酸、膳食纖維 |
| --- | --- |
| 推薦用量 | 每人每天 20 ～ 30 克 |
| 不宜人群 | 上火、腹瀉者 |

## 為什麼能防癌抗癌

- 核桃被譽為「益智果」，富含蛋白質和脂肪，且所含脂肪酸中約有 86% 是不飽和脂肪酸，不僅能增長智力、提高記憶力，而且能保持細胞膜的相對流動性，以保證細胞的正常生理功能。
- 據測定，每 100 克核桃中含維生素 E 43.2 毫克、硒元素 4.62 微克，具有良好的清除自由基、防癌抗癌的作用。
- 此外，每 100 克核桃中含有膳食纖維 9.5 克、鉀 385 毫克、鈣 56 毫克、鎂 131 毫克，還含有少量的胡蘿蔔素（30 微克）、維生素 A（5 微克）和維生素 C（1 毫克）。
- 英國《營養學雜誌》有文章指出，適當食用核桃能降低膽固醇水準，預防骨質疏鬆及前列腺癌。

## 這樣吃防癌效果好

- 美國飲食協會建議，每週最好吃 2 ～ 3 次核桃。
- 核桃可以直接當零食食用，也可以用來製作豆漿、煮粥及作為配菜。
- 核桃含有較多油脂，不宜一次吃得過多，否則會引起消化不良。

## 有益防癌抗癌的搭配

### 核桃＋芝麻＝益智抗癌

- 核桃與芝麻一起碾碎食用，不僅富含維生素 E，還含有豐富的不飽和脂肪酸、芝麻素及礦物質，可健腦益智、抗癌緩衰。

### 核桃＋紫米＝預防多種疾病

- 核桃與富含花青素、膳食纖維及礦物質的紫米搭配煮粥，有助於預防動脈粥樣硬化、高血壓、糖尿病及癌症。

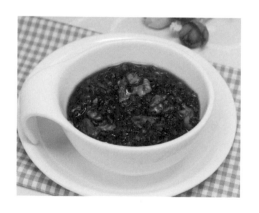

# 榛果：有效防止細胞氧化

| 防癌有效成分 | 維生素 E、膳食纖維、紫杉醇 |
| --- | --- |
| 推薦用量 | 每人每天 50 克 |
| 不宜人群 | 膽功能不佳、腹瀉者 |

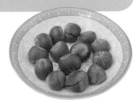

## 為什麼能防癌抗癌

● 榛果又名山板栗，所含營養是堅果中的佼佼者。據測定，每 100 克榛果中含蛋白質 20 克、脂肪 44.8 克，還含有鈣 104 毫克、鉀 1244 毫克、磷 422 毫克、鎂 420 毫克、鐵 6.4 毫克、鋅 5.83 毫克。

● 每 100 克榛果中除含有維生素 E 36.43 毫克外，還含有膳食纖維 9.6 克，可預防心血管疾病、防止細胞氧化。

● 榛果中還含有獨特的抗癌成分——紫杉醇。科學家研究發現，紫杉醇對乳癌、卵巢癌具有良好的抑制作用。

## 這樣吃防癌效果好

● 榛果切碎和粳米等穀物搭配煮粥，不僅營養豐富，還容易消化吸收，充分發揮防癌功效。

● 將榛果碎末加入水果沙拉或新鮮的蔬菜沙拉中，可以為菜餚增加蛋白質和抗氧化成分。

## 有益防癌抗癌的搭配

### 榛果＋小米＝助消化、抗氧化

● 榛果和小米搭配煮粥，不僅營養齊全，而且含有眾多抗氧化成分，有助於身體對抗癌營養素的吸收。

### 榛果＋黃豆、杏仁＝抗氧化作用更強

● 榛果與黃豆、杏仁搭配製作豆漿，富含不飽和脂肪酸、大量維生素及礦物質，尤其適合冬季飲用。

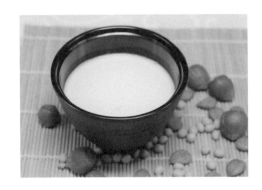

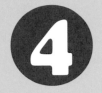

# Part 4

# 礦物質，維持人體代謝，對抗癌細胞

礦物質是食物重要的營養成分，在人體內含量雖少，但對於維持人體代謝和健康有著重要意義。在眾多礦物質中，有些可能致癌，如鉛、鉻等；而鉀、硒、鋅、鎂、鉬等礦物質，對於癌症則有一定的預防作用。

# 鉀元素：防癌抗癌的神奇礦物質

　　鉀是人體必需的礦物質，不僅參與新陳代謝，還能維持肌肉與神經的正常功能、維護心肌活動。此外，增加鉀的攝入能增強機體的抗癌能力。

　　科學家研究發現，正常細胞裡的鉀是鈉的 5～10 倍，而癌細胞的鉀和鈉的比例要明顯低於正常細胞。此外，人體內的鉀至少應是鈉的兩倍。不過，很多人的飲食習慣卻造成相反的效果，導致吸收的鈉往往過多。現代人癌症高發，與人體內鉀含量過低、鈉含量過高有密切關係。因此，在日常飲食中增加鉀的攝入、限制鈉的攝入，有利於恢復體內鉀、鈉的均衡狀態，從而發揮較好的抑制癌症的作用。

## 鉀元素缺乏的信號

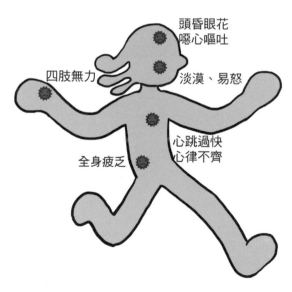

頭昏眼花
噁心嘔吐

四肢無力

淡漠、易怒

心跳過快
心律不齊

全身疲乏

★**特別提醒：** 鉀元素攝取不足時，無法有效維持心肌的正常功能，容易導致心律不齊；此外，還容易導致肌肉無力、全身疲乏，甚至引發低血糖症狀。

## 每日建議攝入量

**中國營養學會建議，成人每天鉀元素的攝入量為 2000 毫克。**

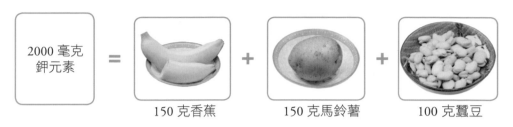

| 2000 毫克鉀元素 | = | 150 克香蕉 | + | 150 克馬鈴薯 | + | 100 克蠶豆 |

（以上資料來源於《中國居民膳食營養素參考攝入量》2013 版）

## 增加鉀元素的攝入

### 1. 多吃蔬果

　　幾乎所有的蔬菜水果中都含有一定量的鉀元素，平時應適當多吃蔬果。

### 2. 主食多樣化

　　主食中也有含鉀多的食物，比如小米、蕎麥、紅豆等。

### 3. 盡量避免熱加工

　　鉀屬於水溶性的，容易在烹調或浸泡的過程中流失，所以未經熱加工的蔬果是獲取鉀最好的途徑。

★**特別提醒：**一般來說，不用擔心鉀元素攝入過多，因為人體有自行調節的功能。不過，患有腎臟疾病者由於腎功能減退而無法有效排出鉀元素，容易導致高鉀血症，日常飲食必須限制鉀的攝入量。

# 鉀元素的食物來源

## 富含鉀元素的食物

| 蔬菜 | 口蘑、竹筍、萵筍、蘆筍、馬鈴薯、芋頭、番茄、菠菜等 |
|---|---|
| 水果 | 香蕉、蘋果、西瓜、奇異果、酪梨等 |
| 豆類 | 黃豆、毛豆、蠶豆、綠豆、紅豆等 |
| 堅果 | 花生、核桃、杏仁等 |
| 其他 | 牛奶、鮪魚等 |

# 蠶豆：維持體內礦物質群平衡

| 防癌有效成分 | 鉀、膳食纖維、植物凝集素 |
| --- | --- |
| 推薦用量 | 每人每天 80 克 |
| 不宜人群 | 過敏、腹瀉者 |

## 為什麼能防癌抗癌

- 據測定，每 100 克蠶豆中含鉀元素 1117 毫克、鈉元素 86 毫克，鉀與鈉的比例為 12.9：1，有利於維持體內礦物質平衡，可增強人體的抗癌能力。
- 蠶豆中含有豐富的植物蛋白，對延緩動脈粥樣硬化有顯著作用；含有大量膳食纖維，可有效降低血液膽固醇，有良好的通便防癌功效。
- 此外，蠶豆中還含有一種植物凝集素的蛋白質，它具有一定的抑制癌細胞生長的作用，可預防胃癌、食道癌、子宮頸癌等。

## 這樣吃防癌效果好

- 蠶豆清煮、做湯食用，味道清淡，且不易破壞其中的營養素，是不錯的防癌吃法。
- 新鮮蠶豆一剝出來就應馬上入鍋烹飪，放時間長了豆皮會變老，影響消化吸收。

## 有益防癌抗癌的搭配

### 蠶豆＋口蘑＝降血壓、防便秘

- 口蘑含有豐富的鉀和膳食纖維，與蠶豆一起炒食，不僅有助於排出體內鈉鹽，還有降血壓、通便秘、防癌症的作用。

### 蠶豆＋枸杞子＝降壓防癌

- 蠶豆富含鉀元素，枸杞子富含維生素 A、胡蘿蔔素，兩者搭配防癌功效更佳，且適合高血壓、糖尿病患者食用。

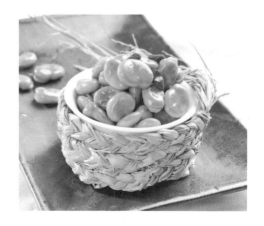

# 馬鈴薯：高鉀低鈉的「地下蘋果」

| 防癌有效成分 | 鉀、膳食纖維、維生素 C |
| --- | --- |
| 推薦用量 | 每人每天 100 克 |
| 不宜人群 | 腎功能不佳者 |

## 為什麼能防癌抗癌

- 馬鈴薯有「地下蘋果」之稱，屬於典型的高鉀、低鈉食物。據測定，每 100 克馬鈴薯含鉀 342 毫克，含鈉僅為 2.7 毫克，有助於維持肌肉與神經健康、降壓防癌。
- 此外，每 100 克馬鈴薯中含有膳食纖維 0.7 克、維生素 C 27 毫克、維生素 E 0.34 毫克、鎂 23 毫克、鋅 0.37 毫克，還含有少量的維生素 A 及胡蘿蔔素。
- 馬鈴薯中還含有對人體有特殊保護作用的黏蛋白，可維持消化道、呼吸道健康；含有維生素 $B_6$，可促進肌肉及體內組織修復、增強免疫細胞的功能，有助於提升人體防病抗癌的能力。

## 這樣吃防癌效果好

- 馬鈴薯可以蒸、煮以代替主食，發揮其清腸、防癌的功效。不過，應盡量避免高溫油炸，以免產生致癌物。
- 切好的馬鈴薯絲、片，不要長時間泡在水裡，否則會導致營養流失。

## 有益防癌抗癌的搭配

### 馬鈴薯＋牛肉＝增強免疫力

- 馬鈴薯和牛肉搭配，含有豐富的蛋白質、多種維生素及鉀、鎂、鐵、鋅、硒等礦物質，可提升人體免疫力。

### 馬鈴薯＋海帶、胡蘿蔔＝促進新陳代謝

- 三者切成絲搭配涼拌，富含膳食纖維及抗氧化營養成分，能有效促進人體新陳代謝。

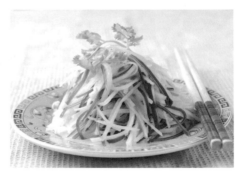

# 竹筍：吸脂防癌的「百搭菜」

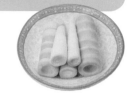

| 防癌有效成分 | 鉀、膳食纖維 |
| --- | --- |
| 推薦用量 | 每人每天 100 克 |
| 不宜人群 | 胃潰瘍、腸炎、腎炎患者 |

## 為什麼能防癌抗癌

● 竹筍又被稱為「百搭菜」，屬於低熱量、低脂肪、高纖維的健康食材。據測定，每 100 克竹筍的熱量為 23 千卡，含脂肪 0.2 克，含膳食纖維則高達 1.8 克。

● 每 100 克竹筍含鉀 389 毫克，含鈉僅為 0.4 毫克，有利於促進體內多餘的鈉鹽排出，有利於預防高血壓、降低患癌風險。

● 《現代中西醫結合雜誌》有文章指出，竹筍的提取液具有明顯的護肝作用。

## 這樣吃防癌效果好

● 竹筍中蛋白質含量較高，但必需胺基酸中的甲硫胺酸含量較低，與穀類搭配營養更全面。

● 用開水焯一下竹筍，可以去除其中的草酸，從而不影響人體對鈣的吸收。

● 竹筍被認為「葷素百搭」，嫩的部分可以做餡、涼拌，根部老的部分可以燉、煮。如果時節適宜，從尖到根都很鮮嫩，怎麼烹飪都隨心所欲。

♥**愛心提醒：**竹筍宜帶殼存放在低溫處，但時間不宜過久，否則會失去清香味，質地也會變老。

## 有益防癌抗癌的搭配

### 竹筍＋雞肉＝營養均衡

● 竹筍和雞肉搭配食用，營養全面、均衡，並且清爽的竹筍可以使雞肉減輕油膩感，食用更健康。

### 竹筍＋木耳＝減肥、通便、防癌

● 竹筍和木耳搭配，富含膳食纖維及鉀、鎂、鐵等礦物質，非常適合減肥人群及便秘者食用。

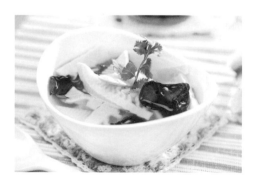

# 蘆筍：防癌抗癌的「蔬菜之王」

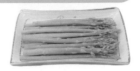

| 防癌有效成分 | 鉀、膳食纖維、維生素 C |
| 推薦用量 | 每人每天 150 克 |
| 不宜人群 | 痛風、尿酸代謝異常者 |

## 為什麼能防癌抗癌

- 蘆筍有「蔬菜之王」的美譽，屬於高鉀低鈉食物。據測定，每 100 克蘆筍含鉀 213 毫克，含鈉僅為 3.1 毫克，有利於增強機體的抗癌能力。
- 蘆筍富含膳食纖維（1.9 克/100 克），可通便防癌；富含維生素 C（45 毫克/100 克），能有效抑制亞硝胺類化合物的活動；還含有豐富的葉酸，可抑制癌細胞的生長。
- 《最新腫瘤》有文章指出，蘆筍提取物有抑制肝癌細胞生長的功效。

## 這樣吃防癌效果好

- 選購蘆筍要選擇筆直、一折即斷的新鮮蘆筍。
- 蘆筍的烹調時間不宜過長，否則會造成維生素 C 大量流失。
- 蘆筍的重要營養成分都在尖端芽苞處，所以烹飪時要把蘆筍尖一起烹飪。

## 有益防癌抗癌的搭配

### 蘆筍＋香菇＝營養豐富

- 蘆筍和香菇營養豐富，均有防病抗癌的作用，兩者搭配食用，營養價值更高，防癌效果更佳。

### 蘆筍＋黑木耳＝抗癌防癌

- 蘆筍與黑木耳搭配食用，富含膳食纖維、維生素 C、鉀、植物膠質、木耳多醣，是抗癌防癌的好選擇。

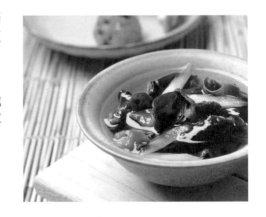

# 香蕉：含鉀豐富的「智慧之果」

| 防癌有效成分 | 鉀、膳食纖維、果膠 |
| 推薦用量 | 每人每天 120 克 |
| 不宜人群 | 糖尿病、腎炎患者 |

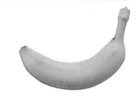

## 為什麼能防癌抗癌

● 香蕉有「智慧之果」的美譽，具有高鉀、低鈉的特點。據測定，每 100 克香蕉含鉀 256 毫克，含鈉僅為 0.8 毫克。

● 每 100 克香蕉中含有膳食纖維 1.2 克，還含有豐富的果膠，具有清腸通便、預防癌症的作用。

● 此外，香蕉中還含有胡蘿蔔素、維生素 A、維生素 $B_6$、維生素 C、維生素 E 及鎂、鋅，可提升免疫力及抗癌力。

● 《營養與癌症》雜誌有文章指出，經常食用香蕉有助於預防結腸癌、直腸癌。

## 這樣吃防癌效果好

● 香蕉越成熟，其表皮上的黑斑越多，它的免疫活性也就越高，想預防癌症可以適當多吃「黑」香蕉。

● 未成熟的香蕉中含有大量的鞣酸，食用後易導致便秘，不利於防癌。

♥愛心提醒：食用香蕉不宜過多，否則易引起胃功能紊亂；香蕉也不宜空腹食用。

## 有益防癌抗癌的搭配

### 香蕉＋燕麥＝潤腸通便

● 香蕉與燕麥搭配煮粥，富含膳食纖維及鉀、鎂等礦物質，有顯著的潤腸通便功效。

### 香蕉＋蘋果、優酪乳＝營養豐富、促消化

● 三者搭配製作沙拉，酸甜爽口，不僅營養豐富，而且有良好的通便排毒、防癌抗癌的作用。

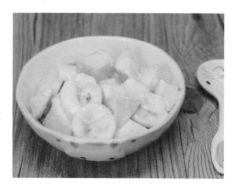

# 硒元素：微量元素中的「防癌之王」

　　硒是人體必需的微量元素之一，可以保護視力、預防動脈粥樣硬化、化解低落的情緒，還可以與鉛、汞、鎘等重金屬結合，避免這些有毒金屬危害人體健康。此外，硒還被譽為微量元素中的「防癌之王」。

　　科學家研究指出，硒的防癌作用主要與其抗氧化性有關。硒是強抗氧化物的一員，可以阻止自由基對正常細胞的損害，從而防止細胞癌變。硒還能促進淋巴細胞產生抗體，使血液免疫球蛋白水準增高，從而有效提高機體的免疫力，增強機體的抗癌能力。最新研究報告指出，硒元素有助於降低罹患胃癌、肺癌、食道癌、結腸癌、直腸癌和前列腺癌的概率。

## 硒元素缺乏的信號

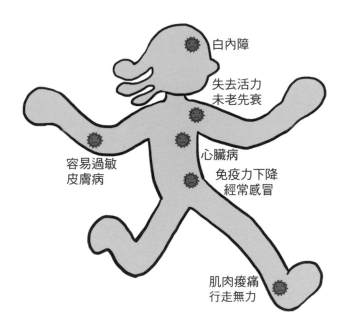

白內障

失去活力
未老先衰

心臟病

免疫力下降
經常感冒

容易過敏
皮膚病

肌肉痠痛
行走無力

## 每日建議攝入量

中國營養學會建議，成人每天硒元素的攝入量為 60 微克。

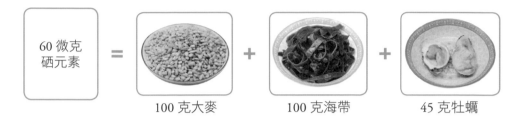

| 60 微克硒元素 | 100 克大麥 | 100 克海帶 | 45 克牡蠣 |

（以上資料來源於《中國居民膳食營養素參考攝入量》2013 版）

## 增加硒元素的攝入

### 1. 硒、維生素 E 同補

硒元素與維生素 E 共同作用時，能增強清除自由基的能力。

### 2. 避免過度烹調

食物加工過度容易導致硒元素流失，應盡量避免過度烹調富含硒的食物。

### 3. 藥物補硒

在缺硒嚴重的情況下，可以用藥物補硒，但要在醫生的指導下服用。

★**特別提醒：**硒攝入過多也不好，會引發硒中毒，造成髮質乾枯、掉髮，或呼吸不暢。因此，每天最好不要攝取超過 200 微克的硒。

# 硒元素的食物來源

## 富含硒元素的食物

| | |
|---|---|
| **穀物** | 糙米、大麥、燕麥等 |
| **蔬菜** | 青花菜、扁豆、香菇、草菇、大蒜、洋蔥、番茄等 |
| **水果** | 桑葚、桂圓等 |
| **海產** | 魷魚、牡蠣、沙丁魚、貝類、紫菜、海帶等 |
| **蛋類** | 雞蛋、鴨蛋等 |

# 大麥：常喝大麥茶降糖防癌

| 防癌有效成分 | 硒、膳食纖維、木酚素 |
| --- | --- |
| 推薦用量 | 每人每天 80 克 |
| 不宜人群 | 對麩質過敏者 |

## 為什麼能防癌抗癌

● 大麥屬於低脂、低糖、高纖維的健康食材，不僅能為機體提供熱量，還能刺激腸胃蠕動，預防便秘、降低腸癌的發生率。

● 大麥中含有豐富的鈣、鎂、鐵、鋅、硒等營養成分，尤其是硒元素含量較高。據測定，每 100 克大麥中含硒量高達 9.8 微克。

● 大麥中還含有木酚素，可抗氧化、抑制癌細胞生長，有助於降低患癌的風險。

## 這樣吃防癌效果好

● 將大麥炒炙可以做成大麥茶，具有良好的保健抗癌功效。

● 烹調前應先大麥浸泡半小時以上，以促進營養成分的釋放。

♥**愛心提醒**：大麥具有淡淡的堅果味，挑選大麥以顆粒飽滿、完整、無雜質、無蟲蛀，色澤呈現黃褐色為佳。

## 有益防癌抗癌的搭配

### 大麥＋南瓜＝促進營養吸收

● 大麥和南瓜搭配煮粥，香甜軟糯，營養豐富易吸收，還可降低膽固醇、調節血糖、預防心血管疾病。

### 大麥＋玉米＝均衡營養、預防癌症

● 大麥和玉米都是抗癌的優質食材，兩者搭配煮粥，清甜適口，尤其富含膳食纖維、硒、葉黃素，是營養均衡的好組合。

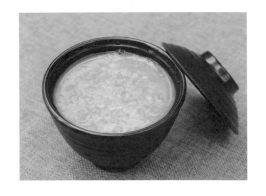

# 香菇：富含硒的「百菇之王」

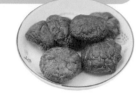

| 防癌有效成分 | 硒、鉀、香菇多醣 |
| 推薦用量 | 每人每天 15 克（乾品） |
| 不宜人群 | 痛風、尿酸過高者 |

## 為什麼能防癌抗癌

- 香菇被稱為「百菇之王」，每 100 克乾香菇含硒元素 6.42 微克，在菌菇類食物中名列前茅。
- 香菇是典型的高鉀、低鈉的健康食材，每 100 克乾香菇含鉀元素 464 毫克，而含鈉元素僅有 11.2 毫克；還含有豐富的膳食纖維，有助於預防便秘及腸癌。
- 香菇中含有的香菇多醣，可調節人體免疫力、保護肝臟；含有獨特的香菇嘌呤，有較強的抗病毒作用；含有的核糖核酸，可刺激機體釋放干擾素，有助於抑制病毒繁殖。

## 這樣吃防癌效果好

- 乾香菇雖沒有鮮香菇好看，但營養價值相對高一些。
- 乾香菇烹調前先用溫水泡發，能將其所含的核糖核酸催化，增強防癌功效。
- 泡香菇的水不要倒掉，因為香菇中的很多營養成分都溶解在水中。

## 有益防癌抗癌的搭配

### 香菇＋黑木耳＝通便防癌

- 「百菇之王」香菇與「素中之葷」黑木耳搭配，有良好的通便排毒、增強免疫、預防癌症的作用。

### 香菇＋豆腐＝強化免疫力

- 香菇營養豐富，含有多種防癌成分；豆腐富含蛋白質，且容易消化吸收。兩者搭配煲湯，可補充體力、強化免疫力。不過，痛風、尿酸過高者忌食。

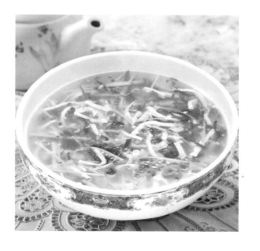

# 鋅元素：增強白血球的戰鬥力

　　人體中約有 1.5 ～ 2 克鋅，分佈在各器官、組織、體液和腺體分泌物中，可影響體內 70 種以上酶的活動，對人體新陳代謝有著重要影響。對於鋅元素，營養專家指出：「鋅是合成蛋白質的重要物質，也是促進膠原蛋白合成的重要營養素；鋅能幫助癒合人體內部與外部的傷口，並增強體內白血球的戰鬥力，使身體發揮更強的免疫功能。」

　　此外，鋅對男性的生殖健康具有重要意義，有助於維持前列腺和精液健康。研究發現，男性每日補充足夠的鋅，可改善某些良性前列腺疾病，且減少前列腺癌發生的概率。臨床資料則表明，很多癌症患者血清中鋅的含量均呈下降趨勢。

## 鋅元素缺乏的信號

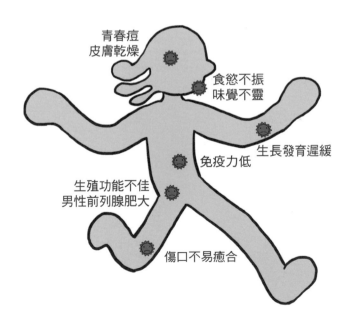

★**特別提醒：**鋅常被認為是可增強性功能的礦物質，其實這是不對的。雖然鋅和男性的前列腺合成激素有關，但並不代表攝取鋅就能增強性功能。不過，一旦缺乏鋅，男性精子的數量會減少。

## 每日建議攝入量

中國營養學會建議，成年男性每天鋅元素的攝入量為 12.5 毫克，女性為 7.5 毫克。

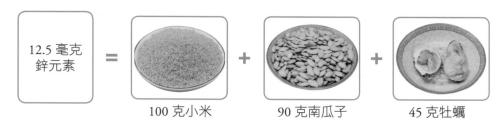

| 12.5 毫克鋅元素 = | 100 克小米 + | 90 克南瓜子 + | 45 克牡蠣 |

（以上資料來源於《中國居民膳食營養素參考攝入量》2013 版）

## 增加鋅元素的攝入

### 1. 適當吃些海鮮

補鋅可以適當吃些海鮮，比如蛤蜊、牡蠣等，這些食物含鋅量都非常高。

### 2. 鋅鈣同補

吃富含鋅元素食物的同時，再吃些含鈣豐富的食物，可促進鋅的吸收和利用。

## 3. 避免精緻飲食

　　食物精加工後，鋅的含量大為減少，如小麥磨成麵粉，其中鋅的含量減少了 4/5，因此平時飲食不能過於精緻。

**★特別提醒：**鋅攝入過多也不好。研究發現，每日攝取 50 ～ 300 毫克的鋅，時間長了會影響鐵、銅的吸收；若攝取超過 2000 毫克的鋅，則易造成噁心、嘔吐、腹瀉、發燒等症狀。

# 鋅元素的食物來源

## 富含鋅元素的食物

| 穀物 | 糙米、小麥、玉米、小米、高粱等 |
|---|---|
| 蔬菜 | 扁豆、白蘿蔔、茄子、白菜、馬鈴薯等 |
| 堅果 | 葵花籽、南瓜子、核桃等 |
| 動物性食品 | 動物肝臟、牡蠣、鮮赤貝、豬瘦肉、魚蝦等 |

Part ④

# 小米：鋅含量在穀物中名列前茅

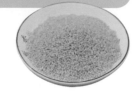

| 防癌有效成分 | 鋅、鉀、多酚類物質 |
| --- | --- |
| 推薦用量 | 每人每天 50 克 |
| 不宜人群 | 氣滯、體質虛寒者 |

## 為什麼能防癌抗癌

● 小米通常無須精製，因此保留了更多營養。每 100 克小米含鋅元素 1.87 毫克，是五穀雜糧中的佼佼者。

● 小米還是高鉀、低鈉食物，鉀鈉比為 66：1；每 100 克小米中含膳食纖維 1.6 克、維生素 E 3.63 毫克、硒元素 4.74 微克，都是防癌抗癌的優質營養素。

● 歐美科學家最新研究發現，小米中含有 0.3% ～ 3% 的多酚類化合物，有較強的抗氧化活性，可降低膽固醇、抗血栓、抗發炎、抗癌。

## 這樣吃防癌效果好

● 小米可用來熬粥、蒸飯，尤其小米粥是很好的防癌吃法，不過小米粥不宜太稀，稍濃一些營養會更好。

● 淘洗小米時，不要用力搓，也不要長時間浸泡，否則會流失大量的營養素。

## 有益防癌抗癌的搭配

### 小米＋南瓜＝抗衰老、防癌

● 小米和南瓜都富含胡蘿蔔素，在體內可轉變成維生素 A，不僅有助於養護眼睛與皮膚，還有助於延緩老化、預防癌症。

### 小米＋豆類＝營養互補

● 小米中所含的離胺酸較少，與富含離胺酸的豆類搭配煮粥或蒸飯，既有利於營養互補，又可增進食慾、促進消化。

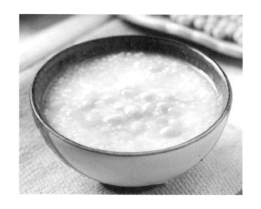

# 南瓜子：保護性腺、預防前列腺癌

| 防癌有效成分 | 鋅、膳食纖維、維生素 E |
| --- | --- |
| 推薦用量 | 每人每天 50 克 |
| 不宜人群 | 高血脂、胃病、肝病患者 |

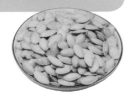

## 為什麼能防癌抗癌

- 據測定，每 100 克炒南瓜子含鋅元素 6.6 毫克，在堅果中名列前茅。科學家研究發現，男性每天吃約 50 克炒熟的南瓜子，可治療前列腺肥大、預防前列腺癌。
- 吃南瓜子有助於前列腺健康，還因為南瓜子中含有豐富的脂肪酸，可幫助前列腺的激素分泌，使前列腺保持良好功能。
- 此外，每 100 克炒南瓜子中還含有膳食纖維 4.1 克、維生素 E 13.25 毫克，有不錯的通便排毒、清除自由基的作用。

## 這樣吃防癌效果好

- 南瓜子最好用手剝著吃，不要用牙嗑，否則大量唾液會黏在南瓜子皮上而丟失。
- 請盡量吃原味的南瓜子，因為鹽焗南瓜子，含鹽量嚴重超標；而綠茶南瓜子，與綠茶無關，往往添加了香料。
- 瓜子脂肪含量高，脂肪在體內分解比蛋白質和糖需要消耗更多的水分，因此吃南瓜子要適當多喝水。

## 有益防癌抗癌的搭配

### 南瓜子＋小米＝營養豐富、增強體質

- 食用小米粥前，撒上一把香脆的南瓜子仁，不僅能增進食慾，而且營養十分豐富，有良好的增強體質、緩衰抗癌的作用。

### 南瓜子＋麵粉＝有益前列腺健康

- 南瓜子也是烘焙的常用食材，與各種麵粉搭配製作成小餅、糕點等食品，深受歡迎，男性朋友經常適當食用，對前列腺健康有益。

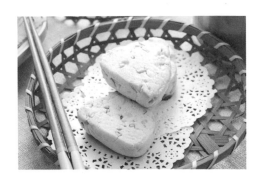

# 牡蠣：營養獨特的「海洋牛奶」

| 防癌有效成分 | 鋅、硒、穀胱甘肽 |
| 推薦用量 | 每人每天 2 ～ 3 個 |
| 不宜人群 | 體質虛寒者、慢性腹瀉及皮膚病患者 |

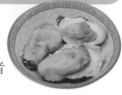

## 為什麼能防癌抗癌

- 牡蠣有「海洋牛奶」的美譽，含有優質蛋白質、ω-3 脂肪酸、多種維生素及礦物質，經常適當食用可增強人體免疫力。
- 據測定，每 100 克牡蠣中含鋅 9.39 毫克，可提升免疫系統功能；含硒 86.64 微克，可促進重金屬排泄、防止細胞癌變。

- 牡蠣中含有獨特的肝糖原，肝糖原存在於肝臟與肌肉中，與細胞的分裂、再生及紅血球的活性密切相關，有助於增強肝臟功能。
- 美國國立癌症研究所有研究報告指出，牡蠣中含有可以清除自由基的穀胱甘肽，有良好的抗癌功效。

## 這樣吃防癌效果好

- 鮮牡蠣採用清蒸、煮湯等烹調方法，是防癌抗癌的健康好吃法。
- 牡蠣肉用清水浸泡片刻，再用鹽水反覆沖洗，可以殺死大部分有害的微生物。

- 吃牡蠣時蘸點蒜汁，這樣既可提升牡蠣的鮮味，又可增強殺菌、抗癌功效。

## 有益防癌抗癌的搭配

### 牡蠣＋粳米＝促進消化吸收

- 牡蠣含有豐富的鋅、鉀、硒等微量元素，有助於提高機體免疫力，與粳米一起煮粥食用，營養成分更容易被吸收利用。

### 牡蠣＋豆腐＝營養更加全面

- 牡蠣與豆腐一起搭配燉湯，味道十分鮮美，能為人體提供優質蛋白質、多種維生素及鈣、鐵、鋅、硒等重要的營養物質。

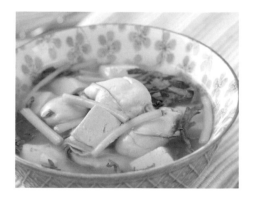

# 鎂元素：有助於抗癌的「天然鎮靜劑」

　　鎂是人體必需的礦物質之一，它是構成骨骼、牙齒的重要成分，能增加骨密度、減少骨質流失。鎂還是天然的鎮靜劑，有助於消除緊張、煩躁、抑鬱情緒。鎂能維護心血管健康，維持心肌的正常收縮，並可降低血壓、預防心臟病。

　　科學家研究發現，人體內長期缺鎂有可能導致染色體突變，這是癌症的誘因之一；缺鎂還會使淋巴細胞的活動能力減弱，易使機體的免疫功能下降，不利於預防癌症。此外，保持愉悅心情是抗癌的重要手段，因此日常飲食要注意補充適量的鎂。

## 鎂元素缺乏的信號

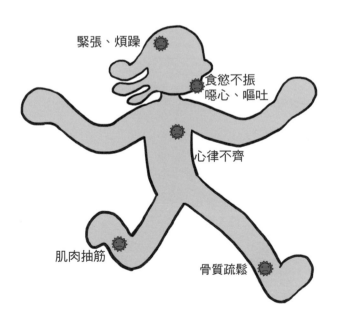

緊張、煩躁

食慾不振
噁心、嘔吐

心律不齊

肌肉抽筋

骨質疏鬆

★**特別提醒：**足量的鎂元素對女性朋友還有著特別的意義，比如補充鎂可以緩解月經引起的腹痛和背痛；而體內鎂含量過低時，容易引發經前頭痛的症狀，補充鎂後即可改善。

## 每日建議攝入量

中國營養學會建議，成人每天鎂元素的攝入量為 330 毫克。

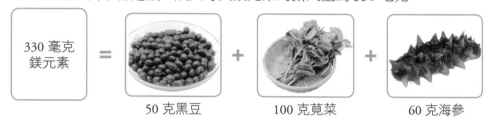

| 330 毫克鎂元素 | = | 50 克黑豆 | + | 100 克莧菜 | + | 60 克海參 |

（以上資料來源於《中國居民膳食營養素參考攝入量》2013 版）

## 增加鎂元素的攝入

### 1. 吃些全穀食物

精緻加工會導致鎂流失，而粗加工的糙米、小米、燕麥等食物是鎂元素的優質來源。

### 2. 適當吃些堅果

堅果中含有豐富的鎂元素，如花生、核桃、杏仁、松果、腰果等。

### 3. 鎂與鈣會互相抵消

研究發現，過量攝取鈣會影響人體對鎂的吸收。另外，長期服用利尿劑，也易導致缺少鎂元素。

★**特別提醒：**適當多吃些富含蛋白質的食物，如雞肉、魚肉、雞蛋等，有助於促進鎂的吸收。不過，過量攝取鎂也不可取，易導致噁心、胃腸痙攣、嗜睡、肌無力等不適。

## 鎂元素的食物來源

### 富含鎂元素的食物

| 穀物 | 小米、糙米、大麥、燕麥、蕎麥、高粱等 |
|---|---|
| 蔬果類 | 莧菜、紅乾辣椒、菠菜、芹菜葉、蠶豆、豌豆、油菜、韭菜、芥菜、薺菜、香菜、花椰菜、青花菜、桂圓、紅棗、酸棗、香蕉、酪梨等 |
| 豆類及豆製品 | 黃豆、綠豆、紅豆、黑豆、豆腐等 |
| 堅果類 | 花生、核桃、松果、榛果、杏仁、腰果、葵花籽、西瓜子、南瓜子等 |
| 動物性食品 | 豬肉、牛肉、雞肉、魚類、貝類等 |
| 其他 | 海帶、紫菜、蘑菇、蜂蜜、綠茶、紅茶等 |

# 莧菜：含鎂豐富的「長壽菜」

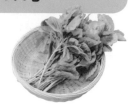

| 防癌有效成分 | 鎂、維生素 A、膳食纖維 |
|---|---|
| 推薦用量 | 每人每天 100 克 |
| 不宜人群 | 大便溏泄、腎病患者 |

## 為什麼能防癌抗癌

- 莧菜有「長壽菜」的美譽。若要補充鎂元素，宜選綠莧菜，每 100 克綠莧菜中含鎂元素 119 毫克，是紅莧菜的 3 倍多。
- 據測定，每 100 克綠莧菜中還含有胡蘿蔔素 2110 微克、維生素 A 352 微克，有助於細胞修複、阻斷細胞癌變過程；含有 2.2 克膳食纖維，可刺激腸道蠕動、預防腸癌。
- 科學家研究指出，一些天然色素具有良好的防腐和抗氧化活性，而莧菜中的莧菜紅素就是一種良好的自由基清除劑。

## 這樣吃防癌效果好

- 莧菜的烹調時間不宜過長，否則一來影響風味，二來容易流失營養。
- 莧菜烹製過程中，可以放適量的蒜，能增強其抗癌功效。
- 莧菜不宜一次食用太多，特別是在日照強烈時，否則易導致「日光性皮炎」。

## 有益防癌抗癌的搭配

### 莧菜＋豬肝＝預防缺鐵性貧血

- 莧菜與豬肝都含有豐富的鎂、鐵等礦物質，二者搭配食用，營養豐富，尤其適合身體虛弱及缺鐵性貧血者食用。

### 莧菜＋雞蛋＝增強免疫力

- 莧菜和雞蛋都含有豐富的蛋白質及鈣、鐵、鎂等多種礦物質，兩者搭配營養更加豐富，可增強人體免疫力。

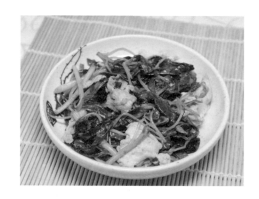

# 綠豆：解毒防癌、利尿防暑

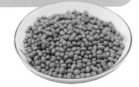

| 防癌有效成分 | 鎂、膳食纖維、核酸 |
| 推薦用量 | 每人每天 30 ～ 50 克 |
| 不宜人群 | 腰腿冷痛、腹瀉便稀者 |

## 為什麼能防癌抗癌

- 綠豆被稱為「濟世良穀」，具有高蛋白、低脂肪的特點，還是礦物質的「寶庫」。據測定，每 100 克綠豆含鈣 81 毫克、鉀 787 毫克、鋅 2.18 毫克、鎂 125 毫克。
- 綠豆中含有大量膳食纖維（6.4 克/100 克），能有效促進腸胃蠕動、排出毒素；綠豆中含有維生素 E（10.95 毫克/100 克），可抗氧化、抑制致癌物的形成。
- 綠豆含有的皂苷、核酸能夠抑制癌細胞生長，含有的維生素 $B_{17}$ 有利尿排毒的作用。

## 這樣吃防癌效果好

- 綠豆不宜煮得過爛，否則會破壞綠豆中的有機酸和各種維生素。
- 綠豆有解毒防癌的功效，綠豆湯是不錯的選擇，也可以自製綠豆漿。

♥愛心提醒：煮綠豆湯建議不要用鐵鍋，因為綠豆皮中的類黃酮和金屬離子作用後，容易形成顏色較深的複合物。

## 有益防癌抗癌的搭配

### 綠豆＋粳米＝解暑排毒

- 綠豆粥是綠豆最常見的吃法，做法雖簡單，功效卻不凡，具有清熱解暑、利尿通便、解毒防癌的作用，十分適合夏季食用。

### 綠豆＋薏仁＝利尿美白

- 綠豆和薏仁是絕佳搭配，不僅營養豐富，而且有利尿、美白、通便、防癌的作用，尤其適合女性朋友食用。

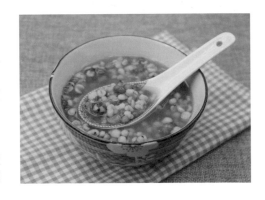

# 黑豆：抗氧化、預防乳癌

| 防癌有效成分 | 鎂、花青素、異黃酮 |
| --- | --- |
| 推薦用量 | 每人每天 50 克 |
| 不宜人群 | 腸胃功能虛弱者 |

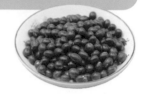

## 為什麼能防癌抗癌

● 黑豆有「植物蛋白之王」的美譽，每100 克含蛋白質高達 36 克，居所有豆類之冠。每 100 克黑豆中還含有鎂元素 243 毫克，有助於提升免疫力、預防癌症。

● 黑豆中富含花青素，不僅有益眼睛健康，還是強抗氧化劑，能有效清除自由基，延緩人體衰老，具有良好的防癌抗癌功效。

● 黑豆中富含的異黃酮是一種植物性雌激素，可以補充女性激素不足，能有效預防乳癌、直腸癌，還能使女性朋友更顯女人味。

## 這樣吃防癌效果好

● 生黑豆中含有胰蛋白酶抑制劑（阻礙蛋白質的吸收）、血球凝集素（影響生長發育），經過加工烹飪後不會對人體造成損害，因此黑豆一定要煮熟後再食用。

● 用黑豆製作豆漿是抗癌的好選擇。不過，黑豆豆漿沸騰後要繼續煮 5 分鐘。

## 有益防癌抗癌的搭配

### 黑豆＋小米＝富含鎂元素

● 小米比粳米含有更多的鎂元素，與黑豆搭配煮粥，二者的結合相得益彰，尤其適合高血壓、高血脂、動脈粥樣硬化患者及肥胖者食用。

### 黑豆＋紅棗＝降脂防癌

● 黑豆中富含鈣、鐵、鎂等礦物質，可增強機體免疫力，與紅棗搭配食用，有良好的增強體質、美容養顏、降脂防癌等功效。

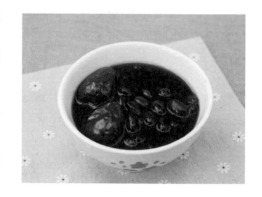

# 碘元素：調節甲狀腺，預防癌症

　　碘是人體內不可缺少的微量元素，對人體新陳代謝有著重要影響。比如，碘可活化 100 多種酶、調節蛋白質的合成、促進糖及脂肪代謝、調節水鹽代謝、促進維生素的吸收和利用，還有助於兒童生長發育及智力發展。

　　碘是甲狀腺素的重要組成部分，能維持甲狀腺的正常生理功能。而缺碘不僅會導致甲狀腺素分泌不均衡，還會使促乳激素、性激素分泌紊亂。研究發現，人體缺乏碘元素，不僅易導致甲狀腺腫大，增加患甲狀腺癌的風險，還是女性患乳癌、子宮內膜癌和卵巢癌的病因之一。

## 碘元素缺乏的信號

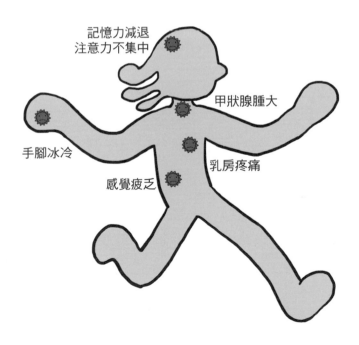

記憶力減退
注意力不集中

甲狀腺腫大

手腳冰冷

乳房疼痛

感覺疲乏

★**特別提醒：**甲狀腺腫大病情嚴重時，需要以甲狀腺素治療或進行手術。市面上銷售的「加碘鹽」，是預防碘缺乏的有效措施。

## 每日建議攝入量

中國營養學會建議，成人每天碘元素的攝入量為 120 微克。

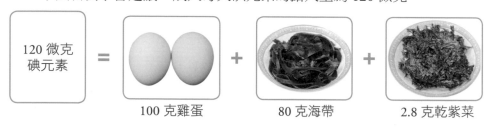

| 120 微克碘元素 | 100 克雞蛋 | 80 克海帶 | 2.8 克乾紫菜 |

（以上資料來源於《中國居民膳食營養素參考攝入量》2013 版）

## 增加碘元素的攝入

### 1. 使用碘鹽

烹調時使用碘鹽，是補充碘元素的好方法，但依舊要嚴格控制食用量，以每人每天不超過 6 克為宜。

### 2. 吃些海藻類食物

海藻類食物是碘元素的好來源，如海帶、紫菜等。

### 3. 補充硒元素

硒元素有助於碘轉化為甲狀腺激素，缺乏硒會使碘無法發揮功效。

★**特別提醒：**碘元素攝入過多，可能會造成或加重甲亢，同樣會導致甲狀腺腫大。此外，患有痤瘡的人尤其要避免攝入過量的碘，否則會導致症狀惡化。

## 碘元素的食物來源

　　海藻類及水產中的碘含量十分豐富，而在蛋類、綠色蔬菜中，也含有一定量的碘元素。

### 富含碘元素的食物

| 海藻類 | 海帶、紫菜、海帶芽等 |
|---|---|
| 水產 | 蝦皮、蝦米、海蜇、海參等 |
| 蔬菜 | 菠菜、大白菜、芹菜等 |
| 其他 | 雞蛋、鵪鶉蛋、碘鹽等 |

# 海帶：碘、鉀等礦物質的寶庫

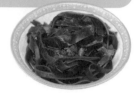

| 防癌有效成分 | 碘、鉀、褐藻膠 |
| --- | --- |
| 推薦用量 | 每人每天 80 克（水發） |
| 不宜人群 | 甲狀腺功能亢進、腸炎患者 |

## 為什麼能防癌抗癌

- 海帶有「海上之蔬」的美譽，屬於低熱量、低脂肪的健康食物。據測定，每 100 克鮮海帶中含碘 113.9 微克，是雞蛋的 4 倍多。
- 此外，每 100 克海帶中還含有鉀 246 毫克（鈉僅為 8.6 毫克）、硒 9.54 微克、鎂 25 毫克，這些都是有助於防癌抗癌的礦物質。
- 海帶中含有褐藻膠，能協助排除體內的鉛、鉻等重金屬，有益清理腸道內的有害物質；含有豐富的甘露醇，有良好的利尿消腫、降低血壓的作用。

## 這樣吃防癌效果好

- 海帶表面的白霜是甘露醇，吃的時候用手輕輕洗去泥沙即可，不必長時間浸泡，否則甘露醇和碘會大量流失。
- 吃完海帶後不要立刻喝茶，因為茶會影響人體從海帶中吸收礦物質。

## 有益防癌抗癌的搭配

### 海帶＋冬瓜＝減肥防癌

- 冬瓜屬於低熱量、低脂肪、高纖維、高鉀的健康食材，與海帶搭配煲湯，有利尿消腫、減肥瘦身、潤腸防癌的作用。

### 海帶＋木耳＝促進排毒

- 海帶與黑木耳都是排毒防癌的好選擇，二者與豬瘦肉一起搭配煲湯，富含優質蛋白質、多種維生素及礦物質，有助於增強人體免疫力。

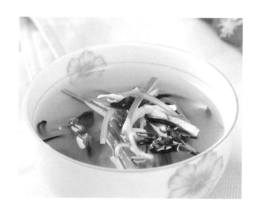

# 紫菜：促進代謝、抑制癌細胞

| 防癌有效成分 | 碘、膳食纖維、紫菜多醣 |
| --- | --- |
| 推薦用量 | 每人每天 3 ～ 5 克（乾品） |
| 不宜人群 | 甲狀腺功能亢進患者 |

## 為什麼能防癌抗癌

● 紫菜是含碘食物中的佼佼者，每 100 克乾紫菜含碘元素 4323 微克。也就是說，每人每天吃 3 克乾紫菜，就能滿足機體對碘元素的需求。

● 此外，每 100 克乾紫菜還含有胡蘿蔔素 1370 微克、維生素 A 228 微克，對預防源於上皮組織的癌症十分有益；含有大量的膳食纖維，有助於改善腸道菌群。

● 紫菜中含有的紫菜多醣，具有顯著的降低血脂、降低膽固醇、提升免疫力的功效。科學家研究還發現，紫菜多醣對癌細胞也有一定的抑制作用。

## 這樣吃防癌效果好

● 食用紫菜前最好用清水泡發，並換 1 ～ 2 次水，以清除其中的有害物質。

● 早晨空腹喝一碗紫菜湯（熱水沖泡紫菜，不加任何調味料），有良好的潤腸通便效果。

● 每 100 克乾紫菜含鈉元素 710.5 毫克，不宜過量食用。

## 有益防癌抗癌的搭配

### 紫菜＋海帶＝預防心血管疾病

● 海帶和紫菜營養都很豐富，一起搭配食用可有效補充碘元素。此外，還有不錯的降脂瘦身、預防心血管疾病的功效。

### 紫菜＋雞蛋＝提高免疫力

● 紫菜和雞蛋搭配食用，能提升兩者的營養價值，並且紫菜中富含鈣，能促進人體對雞蛋中維生素 B 群的吸收，有利於維護人體健康。

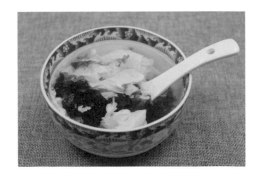

# 鉬元素：阻斷強致癌物的合成

　　鉬是體內多種酶的重要成分，不僅參與碳水化合物、脂肪等營養的代謝，還可幫助鐵質發揮功效。此外，鉬可增強男性的生殖能力與性能力。如果人體缺乏鉬，還易引發齲齒、腎結石。

　　科學家研究發現，鉬能阻斷亞硝酸鹽合成為有強致癌作用的亞硝胺，而缺鉬則可能導致食道癌的發生。比如中國河南林縣是食道癌的高發區，這一地區的飲水中和常吃的酸菜中，亞硝酸鹽和硝酸鹽含量都很高，而人體頭髮、血清及尿液中的鉬含量均顯著低於其他地區人群。《福建衛生報》也有文章指出：「在食道癌的高發地區，人們頭髮中鉬的含量很低，這與當地水土中缺鉬是有關的。」

## 鉬元素缺乏的信號

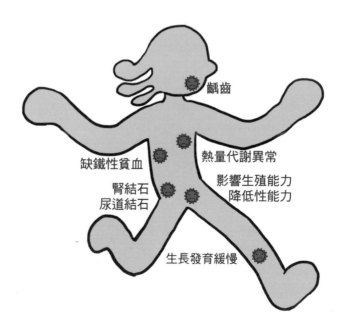

齲齒

缺鐵性貧血　　　熱量代謝異常

腎結石　　　　影響生殖能力
尿道結石　　　降低性能力

生長發育緩慢

★**特別提醒：**鉬在人體中總含量約 9 毫克，雖名為「鉬」，卻並不引人注目。事實上，人體吸收鉬的能力很強，而且需求量不太高，因此一般來說不會有鉬缺乏的問題。

## 每日建議攝入量

中國營養學會建議，成人每天鉬元素的攝入量為 100 微克。

## 增加鉬元素的攝入

### 1. 飲食補充

乾豆、未經精製的穀物、全麥食品等是鉬的良好來源，動物性食物中的肝臟、腎臟含量也十分豐富，而蔬菜水果、水產的含量則較低。

### 2. 銅攝入要適量

過量攝入銅，會加快鉬的流失。反之，大量攝取鉬，也會導致銅流失。富含銅的食物有葵花籽、花生、牡蠣、螃蟹、龍蝦等。

### 3. 精緻飲食者宜補充

一般人不需要特別補充鉬。不過，長期過度精緻飲食，同時很少吃豆類、動物肝臟的人，適當補充鉬對健康有益。

★**特別提醒：**當人體攝取鉬達到 10000 ～ 15000 微克，會導致銅元素流失，以及尿酸增加。過多的尿酸要經過腎臟排泄，這就加重了腎臟的代謝負擔。而當腎功能減退時，尿酸代謝不及時，過高的尿酸就易導致痛風。

## 鉬元素的食物來源

### 富含鉬元素的食物

| | |
|---|---|
| 穀類 | 大麥、燕麥、糙米、全麥食物等 |
| 豆類 | 扁豆、豌豆、黃豆、綠豆、紅豆等 |
| 蔬菜 | 白菜、菠菜、白蘿蔔、茄子等 |
| 動物性食品 | 豬肝、豬腎、雞肝、雞肉、鴨肉等 |
| 其他 | 雞蛋、魚類等 |

# 扁豆：富含礦物質的「豆中之王」

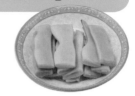

| 防癌有效成分 | 鉬、膳食纖維、植物凝集素 |
| 推薦用量 | 每人每天 80 克 |
| 不宜人群 | 腹脹、寒熱病者 |

## 為什麼能防癌抗癌

● 扁豆有「豆中之王」的美譽，屬於低熱量、低脂肪、高纖維的健康食材。據測定，每 100 克扁豆中含膳食纖維 2.1 克、維生素 C 13 毫克，可通便防癌、抗氧化。

● 扁豆中含有豐富的鉬元素，可阻斷亞硝胺的合成，降低患食道癌、胃癌的風險；鉀與鈉的比例為 46.8：1，有助於提升機體的抗癌能力；還含有一定量的鎂、硒，對人體健康有益。

● 《首都醫藥》有文章指出，扁豆所含的植物凝集素能使癌細胞發生凝集反應，抑制腫瘤生長，並能促進淋巴細胞轉化，增強對腫瘤的免疫能力。

## 這樣吃防癌效果好

● 烹調前，應將扁豆的豆筋摘除，否則既影響口感，又不易消化。

● 扁豆必須煮熟才能食用，因為扁豆中含微量有毒物質，只有在高溫條件下才會被分解。

♥**愛心提醒**：扁豆用水稍焯後，用保鮮膜封好，放入冰箱中冷凍，可保存較長時間。

## 有益防癌抗癌的搭配

### 扁豆＋大蒜＝殺菌防癌

● 烹飪扁豆時，最好搭配點蒜蓉，不僅能有效增強殺菌解毒作用，還相輔相成、提升了抗癌功效。

### 扁豆＋蘑菇＝營養豐富

● 嫩扁豆與鮮蘑菇搭配，是一道家常菜，但營養卻不凡，富含膳食纖維、多種維生素及鉀、鎂、鐵、硒等礦物質，還含有植物凝集素、蘑菇多醣等營養成分。

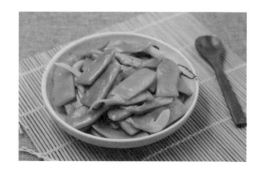

# 豌豆：阻斷亞硝胺類化合物生成

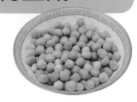

| 防癌有效成分 | 鉬、維生素 C、植物凝集素 |
| --- | --- |
| 推薦用量 | 每人每天 80 克 |
| 不宜人群 | 脾胃虛弱、易腹脹者 |

## 為什麼能防癌抗癌

- 豌豆中富含鉬及維生素 C，均有阻斷亞硝胺類化合物生成的作用，可降低多種癌症的發生率。
- 據測定，每 100 克豌豆中還含有膳食纖維 1.3 克、胡蘿蔔素 220 微克、維生素 A 37 微克、鉀 332 毫克、鎂 43 毫克、鋅 1.29 毫克、硒 1.74 微克，都是有助於防癌抗癌的營養素。
- 豌豆和扁豆一樣，也含有植物凝集素，可增強機體的抗癌能力。此外，英國科學家研究指出，成年男性每週吃 2、3 份豌豆，可以降低患前列腺癌的風險。

## 這樣吃防癌效果好

- 豌豆適合與富含胺基酸的食物一起烹調，以提高豌豆的營養價值。
- 烹調豌豆時，不宜加醋調味，因為豌豆中的蛋白質易與醋酸結合，使腸胃消化不良，易引發腹脹。

## 有益防癌抗癌的搭配

### 豌豆＋蕎麥＝潤腸排毒

- 豌豆富含維生素，能阻止致癌物的形成；蕎麥富含膳食纖維，能促進腸胃蠕動。兩者搭配食用，有助於排出體內毒素。

### 豌豆＋香菇＝降壓降脂

- 營養豐富的豌豆與富含硒、多醣等抗癌成分的香菇搭配，有良好的保護血管、降血壓、降血脂、防癌症的功效。

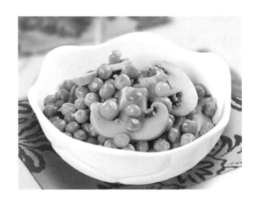

# Part

**5**

# 植物化學物，防病、抗癌的新明星

植物化學物是一些存在於蔬果植物中的天然化學物質，不僅可以抗氧化，消除自由基，還能輔助其他維生素發揮有效的生理作用，從而提升人體免疫力，防病抗癌。不過，人體本身無法製造這些植物化學物，需要從食物中攝取。

# 多酚：保護心血管，清除自由基

多酚是多元酚類化合物的簡稱，種類很多，主要分佈於植物性食物中，常見的有紅酒多酚、蘋果多酚、綠茶多酚、咖啡多酚等。近年來，多酚已經被證實具有抗氧化、抵禦疾病等作用。

## 多酚的防癌保健功效

**消炎除菌**
多酚具有消炎的作用，可以消除口腔、胃腸道中的病菌，降低其侵害人體的概率。

**保護心血管**
多酚具有降低人體膽固醇的作用，有助於減輕心血管負擔，預防心血管疾病。

**抗衰老、防癌症**
多酚具有極強的抗氧化性，能夠消除人體內的自由基，避免自由基過剩損害細胞，造成細胞快速老化，對於體內癌細胞也有抑制作用。

## 多酚的食物來源

多酚廣泛存在於植物的皮、根、葉、果中，因此很多食物中都含有多酚。

### 富含多酚的食物

| 五穀類 | 蕎麥、核桃、杏仁、榛果等 |
|---|---|
| 蔬菜 | 花椰菜、蓮藕、洋蔥、香菜等 |
| 水果 | 蘋果、紅葡萄、蔓越莓、藍莓、芒果、柑橘等 |
| 其他 | 紅酒、綠茶、咖啡、巧克力等 |

♥**愛心提醒：**多酚易溶於水，很容易被人體吸收，不過多酚的效用一般只持續幾小時，因此最好能在每天的食物中均衡攝取，適當多吃各種黃綠色蔬菜和水果。

# 蘋果：降低膽固醇、預防癌症

| 防癌有效成分 | 蘋果多酚、類黃酮、膳食纖維 |
|---|---|
| 推薦用量 | 每人每天 200 克 |
| 不宜人群 | 脾胃虛弱者、糖尿病患者 |

## 為什麼能防癌抗癌

- 蘋果含有的蘋果多酚是天然的抗氧化劑，具有防病抗癌的功效；同時有助於降低膽固醇，能有效預防心血管疾病。
- 蘋果中所含的類黃酮化合物也是高效抗氧化劑，有助於降低癌症的發病率。研究發現，經常食用蘋果的人患肺癌的概率會下降約 46%。
- 每 100 克蘋果中含膳食纖維 1.2 克，還含有維生素 C、維生素 E，以及鉀、鎂等礦物質。此外，蘋果中富含的果膠能吸附腸道內的有害物質，並及時排出體外。

## 這樣吃防癌效果好

- 蘋果最好連皮一起吃，以增強抗癌功效，因為在緊貼果皮的部位含有大量營養素。
- 蘋果切開後，用鹽水或檸檬水浸泡，既可防止氧化變色，又能避免營養流失。
- 蘋果中含有鞣酸，與海鮮同食不僅降低海味蛋白質的營養價值，還易引發腹痛、噁心、嘔吐等不適。

## 有益防癌抗癌的搭配

### 蘋果＋草莓＝抗氧化作用強

- 草莓含有維生素 C 及花青素，有抗氧化、防癌的作用；蘋果含有蘋果多酚和類黃酮，能消除體內的自由基，降低癌症的患病率。

### 蘋果＋番茄＝防病抗癌

- 蘋果和番茄一起榨汁飲用，不僅保留了大部分營養，還有調理腸胃、降低膽固醇、控制體重的作用，對防病抗癌十分有益。

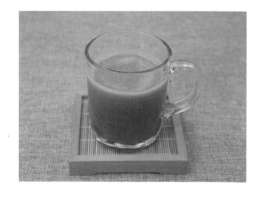

# 綠茶：世界衛生組織推薦的健康飲品

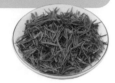

| 防癌有效成分 | 茶多酚、維生素 A、維生素 C |
| 推薦用量 | 每人每天 5 ～ 10 克 |
| 不宜人群 | 腸胃不佳、易失眠者 |

## 為什麼能防癌抗癌

● 綠茶是世界衛生組織推薦的健康飲品。據測定，每 100 克綠茶中含有胡蘿蔔素 5800 微克、維生素 A 967 微克、維生素 C 19 毫克、維生素 E 9.57 毫克、鎂 196 毫克、鋅 4.34 毫克，這些營養素都有利於防癌抗癌。

● 綠茶中富含茶多酚（綠茶中多酚類物質的總稱，兒茶素便是其中重要的一種），能阻斷致癌物的合成，抑制癌細胞增殖，調節人體免疫力。另外，茶多酚還可與茶葉中的維生素 C、維生素 E 結合，增強抗氧化效果。

## 這樣吃防癌效果好

● 沖泡綠茶不宜用沸水，用 85℃的水泡 2 ～ 3 分鐘即可，這樣能保留茶葉中的多酚成分，增強防癌功效。

● 茶葉大都沖泡飲用，其實將茶葉入菜或製成糕點，不僅別有風味，還能提高菜餚的保健功效。

## 有益防癌抗癌的搭配

### 綠茶＋金桔＝清肺止咳、抗癌

● 綠茶和金桔一起沖泡作茶飲，含有豐富的維生素和茶多酚，有良好的防癌抗癌功效，還有清肺止咳、提神醒腦的作用。

### 綠茶＋檸檬＝促進茶多酚吸收

● 研究發現，在綠茶中加入一些富含維生素 C 的柑橘類食物，能提高人體對茶多酚的吸收率，檸檬是不錯的選擇。

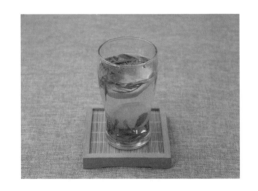

# 紅酒：紅酒多酚有助於美容防癌

| 防癌有效成分 | 葡萄多酚、槲皮黃素 |
| --- | --- |
| 推薦用量 | 每人每天 50 毫升 |
| 不宜人群 | 糖尿病、高血壓、痛風患者 |

## 為什麼能防癌抗癌

- 紅酒中保留了葡萄皮中所含的紅酒多酚，這是抗氧化能力很強的植物化學物，有維持血管健康、預防動脈粥樣硬化的作用，還能抑制異常細胞形成，阻礙癌細胞生長。
- 葡萄皮中含有槲皮黃素，經過發酵而成的紅酒，可以高度濃縮槲皮黃素。

而槲皮黃素能夠阻止正常細胞癌變，抑制癌細胞的生長，有防癌抗癌的作用。
- 紅酒中含有豐富的單寧酸，可預防齲病，防止輻射損害，有助於提高人體免疫力。

## 這樣吃防癌效果好

- 每天臨睡前喝一小杯紅酒，既能補充多酚，起到防癌抗癌的作用，還有助於睡眠。

- 紅酒中的防癌成分不會因久煮而被破壞，用紅酒烹製富含優質蛋白質的魚類，可以起到良好的抗癌效果。

## 有益防癌抗癌的搭配

### 紅酒＋花生＝預防動脈粥樣硬化

- 花生和紅酒一起食用，不僅可增加營養，還能使心腦血管暢通，有效避免動脈粥樣硬化，對人體健康十分有益。

### 紅酒＋蘋果＝預防乳癌

- 用紅酒燉蘋果食用，有活血化瘀、美容養顏的功效，十分適合女性朋友食用。另外，紅酒含有多種防癌成分，女性經常食用可有效預防乳癌。

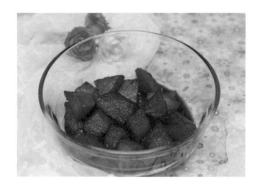

# 花青素：天然的抗氧化劑

花青素又稱花色素，是一種水溶性天然色素，且非常不穩定，可以隨著細胞液的酸鹼度改變顏色，常表現為紫、藍、紅等色。水果、蔬菜、花卉等五彩繽紛的顏色大部分與之有關。花青素能為人體帶來多種益處。

**保護心血管**
花青素能增強血管彈性，改善循環系統，保護心血管，預防動脈粥樣硬化，從而減少慢性病及癌症的發生。

**減少組織發炎**
花青素能夠減少組織發炎，還能預防、緩解過敏。

**保護視力**
花青素可以促進視網膜上的視紫質再生，能有效增進視力。

**抗老化、防癌症**
花青素是一種強抗氧化劑，能清除自由基，保護細胞免受損傷，防止細胞的老化和癌變；花青素還可以抑制癌細胞增殖，誘導癌細胞凋亡。

## 花青素的食物來源

### 富含花青素的食物

| | |
|---|---|
| 五穀類 | 大麥、高粱、紫米、黑米等 |
| 蔬菜 | 茄子、紫甘藍、紫薯、紫馬鈴薯等 |
| 水果 | 葡萄、藍莓、櫻桃、草莓、桑葚、火龍果等 |

♥愛心提醒：
- 花青素屬於水溶性色素，蔬果最好先洗再切，紫薯之類食物不要削皮。
- 花青素在酸性環境中較為穩定，因此烹調富含花青素的蔬果前，可以先用白醋或檸檬汁拌好。
- 花青素遇高溫容易被破壞，烹調富含花青素的蔬菜時要大火快炒。

# 紫米：富含花青素的「長壽米」

| 防癌有效成分 | 花青素、維生素 E、膳食纖維 |
|---|---|
| 推薦用量 | 每人每天 100 克 |
| 不宜人群 | 腸胃不佳、易腹脹者 |

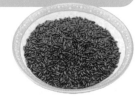

## 為什麼能防癌抗癌

- 紫米有「長壽米」的美譽，含有豐富的水溶性花青素，具有良好的抗氧化性，能夠保護細胞正常生長，防止癌變。另外，花青素還有抗菌消炎、維持血管彈性的功效，可有效預防心血管疾病。
- 據測定，每 100 克紫米中含膳食纖維 1.4 克，可預防便秘、排出毒素；含有維生素 E 1.36 毫克，可清除自由基、維持細胞正常分化。
- 紫米中還含有豐富的礦物質，如每 100 克紫米含鉀 219 毫克、鎂 16 毫克、鋅 2.16 毫克，還含有一定量的硒、碘等微量元素。

## 這樣吃防癌效果好

- 紫米可以單獨熬成紫米粥食用，也可以與其他穀類一起搭配熬煮，都是不錯的健康吃法。
- 紫米外皮堅韌，烹調時不易爛透，煮食前先在涼水中浸泡一夜，可以釋放更多的營養成分。

## 有益防癌抗癌的搭配

### 紫米＋乾紅棗＝養顏防癌

- 紫米含有花青素等防癌成分，具有抗氧化作用；乾紅棗營養豐富，具有不錯的補血養顏功效。兩者搭配食用，有助於防癌抗癌、美容養顏。

### 紫米＋黃豆、花生＝防癌抗癌

- 紫米含有花青素，黃豆含有異黃酮，花生富含不飽和脂肪酸，三者搭配煮粥或做成豆漿，能夠相互補充營養素，增強防癌抗癌功效。

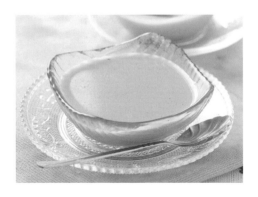

# 茄子：抗衰防癌的紫色蔬菜

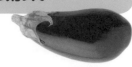

| 防癌有效成分 | 花青素、維生素 P、膳食纖維 |
| 推薦用量 | 每人每天 80 克 |
| 不宜人群 | 脾胃虛寒、體弱、便溏者 |

## 為什麼能防癌抗癌

- 茄子是為數不多的紫色蔬菜，富含花青素，有強抗氧化性，能夠提升免疫力，延緩人體衰老；還能抑制癌細胞增殖，起到預防癌症的作用。
- 茄子中富含維生素 P，能增強細胞間的黏著性、增強毛細血管彈性，防止血管硬化和破裂，有降低血壓、預防癌症的功效。
- 每 100 克茄子中含膳食纖維 1.3 克、維生素 C 5 毫克、維生素 E 1.13 毫克、鉀 142 毫克、鎂 13 毫克，對人體健康有益。

## 這樣吃防癌效果好

- 研究發現，茄子皮中的抗癌活性較強，所以食用茄子時最好不要去皮。
- 烹調茄子時最好不要用油炸的方式，以免造成營養素流失，降低抗癌功效。

♥**愛心提醒：**老茄子，特別是秋後的老茄子含有較多茄鹼，對人體有害，不宜多吃。

## 有益防癌抗癌的搭配

### 黃豆＋茄子＝保護心血管

- 茄子富含花青素，黃豆含有異黃酮。兩者一起搭配食用，具有降低膽固醇、預防心血管疾病的功效。

### 茄子＋大蒜＝殺菌防癌

- 蒜泥茄子是一道特色傳統名菜，香濃軟嫩，有不錯的殺菌排毒、增強免疫力、美容養顏、防癌抗癌的功效。

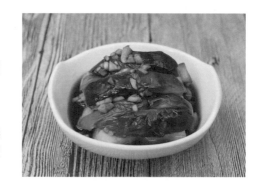

# 葡萄：抗氧化、抑制癌細胞

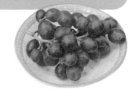

| 防癌有效成分 | 花青素、白藜蘆醇、槲皮素 |
| 推薦用量 | 每人每天 100 克 |
| 不宜人群 | 糖尿病患者、脾胃虛寒者 |

## 為什麼能防癌抗癌

● 葡萄（尤其是葡萄籽）中含有大量的花青素，可有效清除自由基，保護細胞免受損害，還能防止膽固醇堆積在血管壁上，有助於預防心血管疾病。

● 葡萄中富含白藜蘆醇，這是一種多酚類化合物，可預防動脈粥樣硬化、抑制癌細胞的生成；葡萄中還含有抗氧化物槲皮素，同樣有助於清除自由基，抑制癌細胞增殖。

● 葡萄還屬於高鉀、低鈉食物，鉀鈉比為 80：1。另外，每 100 克葡萄中含有維生素 C 25 毫克、維生素 E 0.9 毫克。

## 這樣吃防癌效果好

● 葡萄皮中含有豐富的營養和抗氧化成分，吃葡萄時應連皮一起食用。

● 葡萄除了直接食用外，還可以打成汁飲用，不過打汁時要保留皮和籽，因為葡萄籽中含有多種防癌成分。

## 有益防癌抗癌的搭配

### 葡萄＋檸檬＝增強免疫力

● 葡萄與檸檬搭配榨汁，富含花青素、白藜蘆醇、維生素 C、維生素 E 等營養成分，是增強免疫力、防病抗癌的好選擇。

### 葡萄＋蘋果＝抗衰防癌

● 葡萄富含花青素和白藜蘆醇，蘋果富含蘋果多酚和膳食纖維。兩者搭配食用，有良好的抗衰防癌的作用。

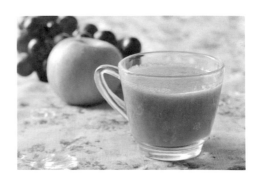

# 藍莓：《時代雜誌》推薦的健康漿果

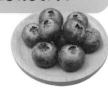

| 防癌有效成分 | 花青素、膳食纖維、類黃酮 |
| 推薦用量 | 每人每天 30 克 |
| 不宜人群 | 腹瀉、糖尿病患者 |

## 為什麼能防癌抗癌

- 藍莓被譽為「漿果之王」，是美國《時代雜誌》推薦的健康食物。據測定，每 100 克藍莓含花青素 255 毫克，能有效清除自由基，延緩人體衰老。
- 藍莓屬於低熱量、低脂肪、高纖維食材，每 100 克的熱量為 57 千卡，含脂肪 0.33 克，而膳食纖維高達 2.4 克。
- 藍莓中含有豐富的類黃酮化合物，具有抗發炎、抗凝血、抗細菌的功效，還能降低心臟病、多種癌症的發生概率。

## 這樣吃防癌效果好

- 藍莓多被製成飲料、果醬食用，但鮮藍莓的防癌效果最佳，所以平時最好食用鮮藍莓。
- 選用藍莓果醬時宜選擇藍莓果粒較多的，這樣營養成分損失少，能更好地發揮防癌功效。

## 有益防癌抗癌的搭配

### 藍莓＋優酪乳＝助消化，防癌症

- 藍莓和優酪乳搭配食用，口味酸甜，不僅可以開胃、助消化，還能增強心臟機能，預防癌症和心臟病。

### 藍莓＋水果＝增強免疫力

- 藍莓和葡萄、奇異果、蘋果、柳丁、橘子、香蕉等水果一起做成沙拉食用，具體可以有效吸收多種營養成分，提高身體的免疫力。

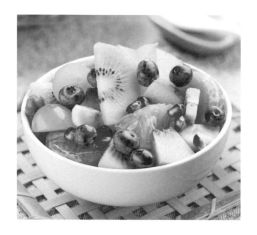

# 異黃酮：調節激素，預防乳癌

　　異黃酮一般來源於豆科植物，由於與雌激素的分子結構部分類似而對女性具有類似雌激素的作用，因此被稱為「植物雌激素」。

## 異黃酮的防癌保健功效

**調節激素水準**
異黃酮能調節人體內的雌激素水平，對於緩解女性更年期不適有明顯效果，還有助於預防乳癌、卵巢癌。

**對抗膽固醇**
異黃酮能抑制血液中膽固醇升高，有助於降低血脂，保護心血管。

**抗氧化、防癌**
異黃酮具有抗氧化作用，能減輕自由基對細胞的損傷，防止細胞突變，從而有利於防癌抗癌。

**抗輻射**
異黃酮具有抗輻射作用，可明顯提高機體的抗輻射能力。

## 異黃酮的食物來源

　　異黃酮普遍存於植物中，尤其豆類中含量最豐富。

### 富含異黃酮的食物

| 豆類及豆製品 | 黃豆、黑豆、豌豆、豆腐皮、豆腐、豆漿、豆奶等 |
| --- | --- |
| 蔬菜 | 芹菜、花椰菜等 |

♥愛心提醒：
- 用於一般保健，每人每日攝取 50 ～ 60 毫克大豆異黃酮即可。
- 異黃酮多是由黃豆中提取的；另有些異黃酮補充品會加入其他原料，而出現不同的複方補充品，最好認清個人需求和商品標示再購買。
- 大豆異黃酮安全性高，無明顯副作用。但懷孕及哺乳期女性，服用前最好先徵詢醫師意見。

# 黃豆：異黃酮的最佳來源

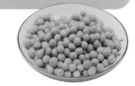

| 防癌有效成分 | 異黃酮、皂苷、卵磷脂 |
| 推薦用量 | 每人每天 30 ～ 50 克 |
| 不宜人群 | 痛風、高尿酸血症患者 |

## 為什麼能防癌抗癌

- 黃豆有「綠色牛乳」的美譽，含有豐富的異黃酮，不僅能保護心血管系統、改善更年期的各種症狀，還能有效調節體內激素水平，有利於預防乳癌、卵巢癌。
- 黃豆中含有大豆皂苷，可抗氧化、抗血栓、抗病毒、抗腫瘤；含有 ω-3 脂肪酸，可降低患心臟病的風險，提升機體免疫力。
- 據測定，每 100 克黃豆中含有膳食纖維 15.5 克、維生素 E 18.9 毫克、鉀 1503 毫克、鎂 199 毫克、鋅 3.34 毫克、硒 6.16 微克，還是鈣、鐵的優質來源。

## 這樣吃防癌效果好

- 將煮好的黃豆涼拌是不錯的防癌吃法，但一次不宜吃太多，否則會影響消化，導致腹脹。
- 黃豆的蛋白質中缺乏蛋胺酸，與富含蛋胺酸的肉類搭配食用，可有效提高營養價值。
- 黃豆有股豆腥味，在烹飪黃豆時，滴幾滴白酒，可有效減少豆腥味。

## 有益防癌抗癌的搭配

### 黃豆＋玉米＝營養防癌

- 黃豆與玉米搭配製作豆漿，不僅清香爽口，且含有異黃酮、大豆皂苷、穀胱甘肽、葉黃素、玉米黃質、膳食纖維、維生素 E 及鉀、鎂、硒等眾多抗癌營養素。

### 黃豆＋糙米＝通便防癌

- 糙米雖然口感較粗，卻保留了更多營養，尤其富含膳食纖維及礦物質。糙米與黃豆搭配煮粥，有良好的防治便秘、防病抗癌的作用。

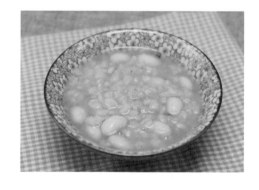

# 豆腐：補充優質蛋白質、預防癌症

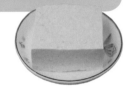

| 防癌有效成分 | 異黃酮、大豆皂苷、植物蛋白質 |
| 推薦用量 | 每人每天 100 克 |
| 不宜人群 | 痛風、高尿酸血症患者 |

## 為什麼能防癌抗癌

- 豆腐是由黃豆製作而成的，保留了黃豆中的大部分營養，且更容易為人體吸收利用。
- 與其他豆製品一樣，豆腐中含有豐富的植物蛋白質，且所含脂肪多為不飽和脂肪酸，不含膽固醇，經常食用可增強免疫力。
- 豆腐中富含異黃酮、大豆皂苷、維生素 E、鉀、鎂等營養素，是防癌抗癌的優質食材。科學家最新研究發現，適當多吃豆腐有助於預防前列腺癌和子宮頸癌。

## 這樣吃防癌效果好

- 烹飪豆腐前，將豆腐放入鹽水中焯一下，這樣豆腐不容易碎。
- 涼拌、燉煮等烹調方式對豆腐的營養影響較小，而煎炸豆腐不僅會降低豆腐的營養價值，還會使菜餚的含油量大大提高。

♥**愛心提醒：**豆腐不宜食用過多，過量的植物蛋白質會使體內生成的含氮廢物增多，加重腎臟負擔。

## 有益防癌抗癌的搭配

### 豆腐＋鯽魚＝營養更加均衡

- 豆腐所含蛋白質中缺乏一種必需胺基酸——蛋胺酸，豆腐和富含蛋胺酸的鯽魚搭配煲湯，可使營養更加均衡。

### 豆腐＋海帶＝補充碘元素

- 豆腐中的皂苷能抑制脂肪的吸收，可預防動脈粥樣硬化。不過，皂苷卻易造成機體缺碘，而海帶中富含碘元素，兩者搭配營養合理。

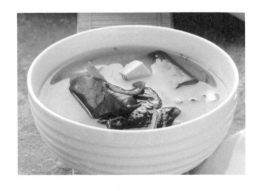

# 吲哚類化合物：有效抑制致癌因數

　　吲哚類化合物是普遍存在於植物中的生長素，在十字花科蔬菜中的含量高於其他植物，可強化免疫系統，降低致癌物活性，有較好的防病抗癌作用。

## 吲哚類化合物的防癌保健功效

**分解過剩雌激素**
吲哚類化合物可幫助性激素正常代謝，並分解過剩的雌激素，減少與激素相關的癌症發生，如乳癌、子宮頸癌、卵巢癌等。

**抑制致癌因數**
炒菜時油脂過度加熱或反覆加熱，容易產生致癌物苯並芘，吲哚類化合物可以抑制苯並芘的活性，減少患癌概率。

**殺菌解毒**
吲哚類化合物可解毒，抑制癌細胞分裂，殺死消化性潰瘍元凶「幽門螺旋桿菌」，預防消化系統疾病。

## 吲哚類化合物的食物來源

　　吲哚類化合物主要存在於十字花科蔬菜中，如高麗菜、青花菜、花椰菜、油菜、大白菜、小白菜、芥藍、白蘿蔔等。

♥**愛心提醒：**吲哚類化合物是水溶性的，若將十字花科的蔬菜在水中煮 10 分鐘，將流失大量的吲哚類化合物。因此，建議烹調十字花科的蔬菜時，最好採用蒸、炒等方式。

# 花椰菜：十字花科的「良藥」

| 防癌有效成分 | 吲哚類化合物、萊菔素、維生素 C |
|---|---|
| 推薦用量 | 每人每天 100 克 |
| 不宜人群 | 尿路結石患者 |

## 為什麼能防癌抗癌
- 花椰菜有「天賜良藥」的美譽，每 100 克含膳食纖維 1.2 克、維生素 C 61 毫克、鉀 200 毫克、鎂 18 毫克，還含有維生素 A、維生素 B 群、維生素 E、鈣、鐵、鋅等營養成分，對人體健康十分有益。
- 國內外科學家研究發現，花椰菜等十字花科蔬菜，許多都富含有助於抗癌的吲哚類化合物。美國防癌協會建議，在日常膳食中增加十字花科蔬菜的攝入。
- 花椰菜中含有一種活性化合物萊菔素，具有解毒殺菌、防癌抗癌的作用，對肺癌、肝癌、食道癌、胃癌、乳癌等有不錯的預防作用。

## 這樣吃防癌效果好
- 將花椰菜放入鹽水中浸泡幾分鐘，有助於去除菜蟲和殘留農藥。
- 吃花椰菜的時候多嚼幾次，有利於營養的吸收利用。
- 燒煮花椰菜和加鹽時間不宜過長，否則會破壞花椰菜中的抗癌成分。

## 有益防癌抗癌的搭配

### 花椰菜＋雞肉＝提升免疫力
- 花椰菜中含有多種抗癌成分，與營養豐富的雞肉一起食用，不僅營養搭配合理，經常食用還可提升免疫力。

### 花椰菜＋青花菜、番茄＝防病抗癌
- 花椰菜、青花菜都含有吲哚類化合物、維生素 C，與富含番茄紅素的番茄一起搭配食用，可有效預防心血管疾病、防癌抗癌。

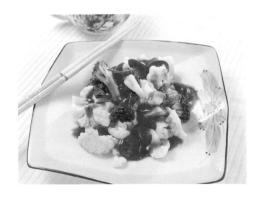

# 白菜：家常菜中的防癌明星

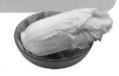

| 防癌有效成分 | 吲哚類化合物、維生素 C、硒、鉬 |
| 推薦用量 | 每人每天 150 克 |
| 不宜人群 | 脾胃虛寒、大便溏泄者 |

## 為什麼能防癌抗癌

- 白菜屬於十字花科蕓薹屬，富含吲哚類化合物，可調節體內激素水平、抑制致癌因數活性，從而減少與之相關的多種癌症的發病率，如乳癌、卵巢癌、食道癌等。
- 每 100 克白菜中含膳食纖維 0.8 克，可促進胃腸蠕動，有效預防結腸癌；

含維生素 C 31 毫克，可促進細胞再生、增強免疫力。
- 白菜還是礦物質的寶庫，不僅礦物質種類齊全（尤其是鈣含量豐富，50 毫克 /100 克），且含有微量元素硒、鉬，可清除自由基，阻斷致癌物生成。

## 這樣吃防癌效果好

- 切白菜時宜順著紋路切，這樣白菜易熟；宜大火快炒，以減少維生素的流失。
- 白菜最外層的纖維較多，更適合用來做餡；白菜心口感嫩脆，做成涼菜是

不錯的選擇。
- 隔夜的熟白菜、沒醃透的白菜不宜食用，因為會產生有致癌作用的亞硝酸鹽。

## 有益防癌抗癌的搭配

### 白菜＋豆腐＝營養互補

- 白菜富含膳食纖維、維生素 C，豆腐含有優質蛋白質，兩者搭配食用營養互補，既能彌補豆腐膳食纖維不足的缺陷，又能彌補白菜蛋白質的不足。

### 白菜＋黑木耳＝通便防癌

- 白菜和黑木耳都富含膳食纖維，二者搭配食用，不僅色彩上黑白分明、口感上互相補充，通便防癌的功效也相得益彰。

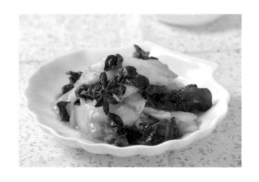

# 有機硫化物：殺菌、抑癌功效顯著

有機硫化物是指分子結構中含有元素硫的一類植物化學物，它們以不同的化學形式存在於蔬菜或水果中。

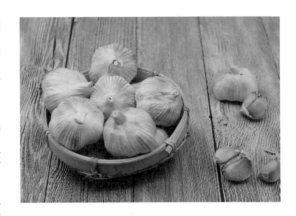

**1. 異硫氰酸鹽**。以葡萄糖異硫氰酸鹽綴合物的形式存在於十字花科蔬菜中，如青花菜、高麗菜、花椰菜、甘藍、白蘿蔔等。

**2. 蔥蒜中的有機硫化物**。例如大蒜是二烯丙基硫化物的主要來源，含有二烯丙基二硫化物、二烯丙基三硫化物（大蒜素）等。

研究發現，有機硫化物具有殺菌、抑癌的作用。如十字花科蔬菜對肺癌、胃癌、結腸癌、膀胱癌、前列腺癌、乳癌等有一定的預防作用；大蒜、洋蔥等蔬菜富含大蒜素，不僅有很強的殺菌能力，還有助於降低食道癌、胃癌、結腸癌、前列腺癌的患病風險。

## 如何科學補充有機硫化物

1. 生吃不會破壞食物中的有機硫化物，比如白蘿蔔、大蒜、洋蔥等都可以選擇生吃。

2. 如果選擇炒食，一定要急火快炒，以避免營養成分流失。

3. 燒煮十字花科蔬菜的時間也不宜過長，否則會破壞其含有的有機硫化物等抗癌成分。

## 防癌抗癌食物推薦——大蒜

美國國家癌症研究所推薦，大蒜是預防癌症的重要食物。大蒜中約含有 2% 的大蒜素，不僅有良好的殺菌能力，還能啟動體內免疫細胞的生物活性，從而加強對癌細胞的識別、吞噬和清除作用。此外，大蒜中富含膳食纖維，有助於通便排毒；富含鉀元素，可促進鈉鹽排泄；富含硒元素，可抗氧化、增強免疫力。

不過，大蒜刺激性較強，不宜多食，每人每天 10 ～ 15 克即可，且空腹時忌食，否則易引發腹瀉、急性胃炎。

★**特別提醒：**大蒜很適合與醋搭配，可以製作成醋蒜。大蒜在酸性環境裡殺滅細菌的功效能提升 4 倍，可輔助治療各種炎症，且防癌效果更佳。

# 洋蔥：生食最能發揮健康功效

| 防癌有效成分 | 有機硫化物、膳食纖維、槲皮黃素 |
|---|---|
| 推薦用量 | 每人每天 150 克 |
| 不宜人群 | 皮膚搔癢者、眼病患者 |

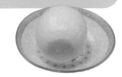

## 為什麼能防癌抗癌

- 洋蔥有刺激性味道，是因為其含有大量的有機硫化物，可促消化、增食慾，還具有殺菌、防癌的功效。
- 據測定，每 100 克洋蔥含膳食纖維 0.9 克、維生素 C 8 毫克、鉀 147 毫克、鎂 15 毫克，這些都是抗癌的有效成分。
- 洋蔥是少有的含有前列腺 A 的食物，可擴張血管、預防血栓；含有天然抗癌物質──槲皮黃素，能抑制和阻止癌細胞生長活動。

## 這樣吃防癌效果好

- 生食是最不破壞有機硫化物的吃法，可以將洋蔥切片，每天吃飯時吃幾片。
- 如果覺得生洋蔥辣味重，可以蒸食，也適宜炒食，但要急火快炒，且保留一點辛辣味。

## 有益防癌抗癌的搭配

### 洋蔥＋雞蛋＝提高免疫力

- 洋蔥和雞蛋搭配，營養更豐富，有很好的護膚美白的作用，還能促進血液循環，改善身體內環境，提高機體免疫力。

### 洋蔥＋香菇＝殺菌抗癌

- 洋蔥與香菇都是健康食材，兩者搭配蒸食，有增進食慾、降血脂、降血壓、調節血糖、通便防癌的作用。

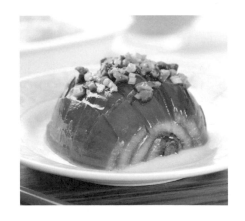

# 白蘿蔔：餐桌上的抗癌佳品

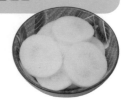

| 防癌有效成分 | 有機硫化物、木質素、膳食纖維 |
| --- | --- |
| 推薦用量 | 每人每天 100 克 |
| 不宜人群 | 胃炎、胃潰瘍患者 |

## 為什麼能防癌抗癌

- 白蘿蔔中含有有機硫化物，可殺菌防癌；含有木質素，能提高巨噬細胞的活力；含有萊菔素，對於葡萄球桿菌、大腸桿菌等有良好的抑制作用。
- 據測定，每 100 克白蘿蔔含維生素 C 21 毫克，能阻斷致癌物的生成；含鉀 173 毫克，有利於人體鉀、鈉平衡。
- 《食品與健康》雜誌上有文章指出，白蘿蔔中含有大量的糖化酶素，可以幫助消化；所含的芥子油能促進腸胃蠕動；含有的膳食纖維能預防腸癌。

## 這樣吃防癌效果好

- 白蘿蔔生食，口感較脆辣，能有效殺菌防癌，因此將白蘿蔔做成涼拌菜是不錯的吃法。
- 食用白蘿蔔時不宜去皮，因為很多營養成分集中在皮處，如果去皮會降低營養價值。

## 有益防癌抗癌的搭配

### 白蘿蔔＋豆腐＝助消化、益吸收

- 白蘿蔔助消化能力強，與豆腐同食，不僅營養豐富，還能幫助人體充分吸收食物中的營養。

### 白蘿蔔＋海帶＝化痰消腫、降壓降脂

- 白蘿蔔與富含碘、鉀的海帶搭配煲湯，有良好的化痰消腫功效，尤其適合高血壓、高血脂、甲狀腺腫大的患者食用。

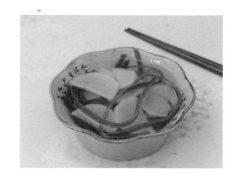

# 番茄紅素：防癌抗癌的「植物黃金」

　　番茄紅素被稱為「植物黃金」，是植物所含的一種天然色素，有很強的抗氧化性，清除自由基的能力要優於胡蘿蔔素和維生素 E，對預防因免疫力下降引起的多種疾病有顯著效果。

　　20 世紀 50 年代，美國科學家首次報告了番茄紅素的抗癌效果。後經反覆實驗，已經證實番茄紅素在抑制惡性腫瘤方面有著重要作用。

## 番茄紅素的防癌保健功效

**保護心腦血管**
番茄紅素能夠保護低密度脂蛋白免受自由基破壞，因而對心腦血管起到保護作用。

**增強免疫力**
番茄紅素可以有效清除人體內的自由基，維持細胞正常代謝，增強機體免疫力，預防癌症的發生。

**抗氧化、防癌症**
番茄紅素能夠阻斷細胞在外界誘變劑的作用下發生基因突變，發揮抗癌功效，降低患胃癌、口腔癌、乳癌、前列腺癌的風險。

## 番茄紅素的食物來源

### 富含番茄紅素的食物

| 蔬菜 | 番茄、胡蘿蔔等 |
|------|------|
| 水果 | 西瓜、葡萄、木瓜、石榴、葡萄柚、芒果、柑橘等 |

♥**愛心提醒：**
● 番茄紅素具有脂溶性，和油脂一起烹調，可以提高人體對番茄紅素的吸收率。
● 番茄紅素如果遇到光、熱和空氣中的氧氣就會發生分解，所以烹製過程中，要注意避免高溫或長時間的加熱。

# 番茄：番茄紅素的天然倉庫

| 防癌有效成分 | 番茄紅素、維生素 C、鉀 |
| --- | --- |
| 推薦用量 | 每人每天 100 克 |
| 不宜人群 | 脾胃虛寒者、急性腸炎患者 |

## 為什麼能防癌抗癌

- 番茄紅素最早便是從番茄中分離的，因此而得名。據測定，每 100 克番茄中含番茄紅素 20 毫克。經常吃番茄，有利於清除體內自由基，抑制細胞癌變，對胃癌、結腸癌、直腸癌、口腔癌、皮膚癌、乳癌、子宮頸癌、前列腺癌均有積極的預防作用。

- 番茄中還含有眾多有益於抗癌的其他營養成分，如每 100 克番茄含膳食纖維 0.5 克、胡蘿蔔素 550 微克、維生素 A 92 微克、維生素 C 19 毫克、維生素 E 0.57 毫克、鉀 163 毫克、鎂 9 毫克。

## 這樣吃防癌效果好

- 食用時應挑選熟透的紅色番茄，一般番茄顏色越紅，番茄紅素含量越高。

- 番茄紅素高溫下易分解，因此烹飪番茄的時間不宜過長。

♥ **愛心提醒**：未成熟的青色番茄不能吃，其含有茄鹼，食用後易導致噁心、嘔吐等不適。

## 有益防癌抗癌的搭配

### 番茄＋蘋果＝調理腸胃

- 番茄含有番茄紅素、維生素 C，蘋果含有蘋果多酚、類黃酮，兩者搭配榨汁飲用，有助於調理腸胃、增強體質。

### 番茄＋花椰菜＝防癌抗癌

- 番茄與花椰菜是防癌抗癌的絕佳搭配，含有豐富的番茄紅素、吲哚化合物、萊菔素、膳食纖維、維生素 C，以及鉀、鎂等礦物質。

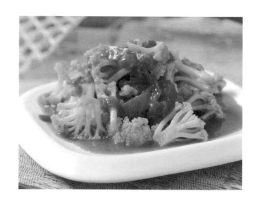

# 芒果：有助於預防結腸癌、乳癌

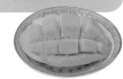

| 防癌有效成分 | 番茄紅素、胡蘿蔔素、多酚 |
| 推薦用量 | 每人每天 80 克 |
| 不宜人群 | 易過敏者、腎炎患者 |

## 為什麼能防癌抗癌

● 芒果是富含番茄紅素的代表食物之一，經常適當食用可保護心腦血管，增強免疫力，預防多種癌症。

● 據測定，每 100 克芒果中含膳食纖維 1.3 克、胡蘿蔔素 897 微克、維生素 A 157 微克、維生素 C 23 毫克，都是防癌抗癌的優質營養素。

● 芒果中含有多酚化合物。美國科學家研究指出，芒果中所含的多酚化合物對結腸癌、乳癌等具有抵抗作用。

## 這樣吃防癌效果好

● 想要充分攝取芒果中的胡蘿蔔素、維生素 A，最好在飯後食用。

● 挑選芒果時以成熟者為佳，這樣可以攝取更多的防癌營養成分。

♥愛心提醒：芒果未成熟前，不要放進冰箱冷藏，以免造成口感不佳。

## 有益防癌抗癌的搭配

### 芒果＋雞蛋＝助消化，防癌症

● 芒果和雞蛋搭配做成蛋羹，不僅香滑爽嫩、風味獨特，而且促進消化、吸收，還有良好的防癌作用。

### 芒果＋香蕉＝防癌，抗衰老

● 芒果搭配香蕉等水果榨汁飲用，能較好地保留營養成分，發揮最大的防病抗癌功效。芒果香蕉汁香甜爽口，還有美白、抗衰老的功效。

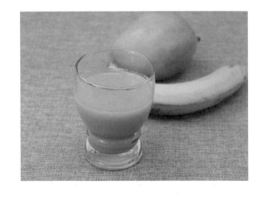

# 多醣體：抑制癌細胞生長

　　多醣體是由數個單糖聚合而成的，一般澱粉類食物就是多醣，但化學結構不同，其功效也不相同。大多具有保健功效的多醣是以多醣蛋白的形態存在於菌菇類食物中的，對人體免疫系統十分有益。

## 多醣的防癌保健功效

### 提升免疫力
多醣體能促進免疫細胞的活性，刺激免疫抗體的產生，進而提升機體免疫力。

### 降低膽固醇
多醣體能降低人體膽固醇，有助於改善動脈粥樣硬化及高血脂。

### 調節血糖
多醣體能促進胰島素分泌，具有調節血糖的作用。

### 預防癌症
多醣體具有抗氧化性，可對抗自由基，保護細胞正常分化，抑制細胞癌變，降低癌症的發生率。

## 多醣體的食物來源

　　多醣體主要存在於菌藻類植物中，並且不同的菌類所含多醣成分及含量不同。

### 富含多醣體的食物

| | |
|---|---|
| 菌菇類 | 黑木耳、銀耳、金針菇、香菇、口蘑、猴頭菇、杏鮑菇等 |
| 藻類 | 海帶、海藻、褐藻等 |
| 五穀根莖類 | 燕麥、大麥、山藥等 |

♥**愛心提醒：**由於多醣體有防病抗癌的作用，市場上出現了很多多醣類的保健食品，以靈芝、猴頭菇和茯苓居多，在購買時應謹慎選擇。

# 銀耳：含有銀耳多醣的「菌中之冠」

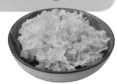

| 防癌有效成分 | 銀耳多醣、天然膠質、鉀 |
| 推薦用量 | 每人每天 10 ～ 15 克（乾品） |
| 不宜人群 | 外感風寒、易腹瀉者 |

## 為什麼能防癌抗癌

- 銀耳有「菌中之冠」的美譽，含有眾多有益於健康的營養成分。銀耳中所含的銀耳多醣能促進淋巴細胞活性、增強白血球的吞噬能力，從而提升人體免疫力及抗癌能力。
- 銀耳中富含膳食纖維，有助於預防便秘；富含天然膠質，可排出毒素、潤膚養顏。
- 銀耳中還含有一定量的維生素 A、維生素 E，以及鉀、鎂、鋅、硒等礦物質，也有防癌抗癌的作用。

## 這樣吃防癌效果好

- 銀耳宜用溫水泡發，泡發後應去掉沒有發開和呈淡黃色的部分。
- 銀耳加少許冰糖燉煮，有利於營養成分的釋出，是不錯的抗癌吃法。

♥**愛心提醒：**隔夜銀耳湯的營養成分會減少，不利於身體健康，因此不宜食用。

## 有益防癌抗癌的搭配

### 銀耳＋乾紅棗＝養顏防病

- 銀耳和乾紅棗一起燉煮成羹，營養豐富，口感甜糯，有潤肺止咳、養顏護膚、防病抗癌等功效。

### 銀耳＋枇杷＝潤肺防癌

- 枇杷被稱為「果之冠」，含有豐富的營養。枇杷與銀耳搭配煲湯，老少皆宜，潤肺防癌功效顯著。

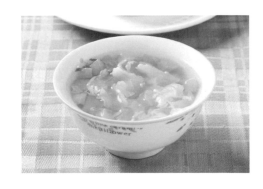

Part ⑤

155

# 猴頭菇：養胃、防癌又抗衰

| 防癌有效成分 | 猴頭菇多醣、不飽和脂肪酸、膳食纖維 |
| --- | --- |
| 推薦用量 | 每人每天 10 ～ 15 克（乾品） |
| 不宜人群 | 皮膚過敏、腹瀉者 |

## 為什麼能防癌抗癌

- 猴頭菇多醣是猴頭菇中的重要活性物質，大量的醫學和藥理學研究表明，猴頭菇多醣具有提升免疫力、抗腫瘤、抗衰老等生理功能。
- 猴頭菇是公認的養胃食材，其富含的胺基酸、猴頭菇多醣能促進消化，輔助治療胃潰瘍、胃炎、十二指腸潰瘍等消化系統疾病，有助於預防食道癌、胃癌。
- 猴頭菇的脂肪含量不高，且多為不飽和脂肪酸，可以降低血液膽固醇含量，預防心血管疾病；猴頭菇中還含有豐富的膳食纖維，可預防便秘及腸癌。

## 這樣吃防癌效果好

- 猴頭菇可煲湯、熱炒，不過食用乾品猴頭菇時，要經過洗滌、漲發、漂洗和烹製四個階段。
- 烹飪時，使猴頭菇軟爛如豆腐，其營養成分才能充分析出，以利於機體的消化吸收。

## 有益防癌抗癌的搭配

### 猴頭菇＋雞肉＝滋補、養胃、抗癌

- 猴頭菇與雞肉搭配煲湯，不僅滋味鮮美，而且營養豐富，具有滋補、養胃、抗癌、改善神經衰弱等作用。

### 猴頭菇＋雞蛋＝改善胃病

- 用猴頭菇蒸雞蛋是改善胃病的好方法。具體做法：將猴頭菇洗淨切成丁，跟雞蛋一起製作成雞蛋羹，有良好的養胃功效。

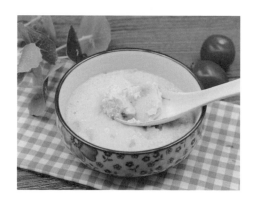

# Part

## 6

# 不可不知的其他
# 防癌營養素

除了前文提到的防癌營養素，還有一些營養素，它們在食材中的含量不高，甚至不被人們熟知，人體若缺乏這些元素也不會馬上有健康危機。不過，這些「不起眼」的營養素卻具有防癌抗癌大功效。

# 乳酸菌：改善腸道菌群，預防腸癌

在人體腸道記憶體在著數百種細菌，其中對人體健康有益的叫益生菌，而乳酸菌就是一種。

乳酸菌能改善腸道菌群的組成，使有害菌減少、有益菌增加，進而有效提升人體免疫力。乳酸菌還能幫助消化食物，清除腸道垃圾，減少有毒有害物質對腸道的刺激，可預防便秘及腸癌的發生。

## 乳酸菌的食物來源

主要來自優酪乳、乳酸菌飲料、乳酪等。

## 如何科學補充乳酸菌

1. 乳酸菌無法長期停留在腸道內，因此宜每天補充優質的乳酸菌飲品。

2. 營養專家指出，用餐 1 小時後喝乳酸菌飲品最好，這樣能使乳酸菌發揮出最大功效。

3. 因為乳酸菌不耐熱、不耐氧，乳酸菌飲品要低溫保存，打開後要盡快喝完。

## 防癌抗癌食物推薦——優酪乳

優酪乳是乳酸菌的優質來源，經常適量飲用可改善腸道環境，預防便秘，減少結腸癌、直腸癌等消化系統癌的發生。另外，優酪乳中含有多種酶，可促進消化吸收；含有豐富的鉀、磷、鈣、鎂等礦物質，可增強體質、延緩衰老。那麼，喝優酪乳要注意些什麼呢？

1. 每天喝優酪乳不要超過 250 毫升，腹瀉、胃酸過多者及腸胃疾病患者忌食。

2. 空腹時不要喝優酪乳，否則酸度相對過高的胃液會殺死優酪乳中的有益菌，從而使酸奶的營養價值大打折扣。

3. 優酪乳忌加熱，否則不僅會失去獨特風味，其含有的乳酸菌也會被完全破壞掉。

4. 用優酪乳搭配香蕉、蘋果、草莓等水果製作成優酪乳水果沙拉，是優酪乳的健康吃法之一。

5. 優酪乳中的某些菌種、糖，易對牙齒造成損害，因此喝優酪乳後要及時漱口。

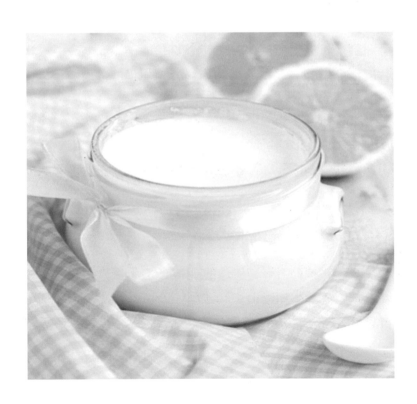

# ω-3 脂肪酸：降低膽固醇，抑制癌細胞

脂肪酸是機體主要熱量來源之一，ω-3 脂肪酸屬於多不飽和脂肪酸，包括 α-亞麻酸（ALA）、二十碳五烯酸（EPA）和二十二碳六烯酸（DHA），是人體必需脂肪酸。

ω-3 脂肪酸具有眾多功能，比如可降低血液膽固醇含量，預防心血管疾病；抑制血小板凝集，預防血栓和中風；減少關節僵硬和疼痛，防治類風濕性關節炎；增強骨密度，預防骨質疏鬆症；預防哮喘、糖尿病，緩解抑鬱情緒；有助於孕媽媽健康及胎兒發育，對兒童視力、智力及神經發育有益。

研究發現，ω-3 脂肪酸還具有防癌抗癌的作用。眾多實驗表明，ω-3 脂肪酸可抑制基因突變，限制癌細胞發展範圍，並遏制癌細胞轉移。此外，ω-3 脂肪酸還能增強一些抗癌藥物的功效、與化療或放療產生協同作用，從而更好地殺死癌細胞。

## ω-3 脂肪酸的食物來源

主要來自於鱸魚、鱒魚、鮭魚、沙丁魚、鮪魚等魚類，以及菜籽油、大豆油、橄欖油和堅果等食物。

## 如何科學補充 ω-3 脂肪酸

1.《中國居民膳食指南》建議成人每天攝入水產類 40 ～ 75 克；選擇動物性食物，應首選魚和禽類。

2. 日常飲食宜清淡少油，每天烹調油的攝入量為 25 ～ 30 克；盡量減少煎、炒、炸，適當多選擇蒸、煮、燉、滑、溜、拌的方式。

3.核桃、榛果等堅果中含有 ω-3 脂肪酸，但熱量也很高，應適當食用。

★**特別提醒：** DHA 是一種長鏈 ω-3 脂肪酸，對兒童大腦的發育十分重要，還能預防阿滋海默症及心臟病，有助於皮膚及視網膜健康，具有良好的消炎、抗癌作用。海產（包括海魚和藻類）富含 DHA。

# 鱸魚：公認的無公害食物

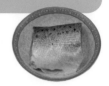

| 防癌有效成分 | ω-3 脂肪酸、鉀、硒 |
| 推薦用量 | 每人每天 100 克 |
| 不宜人群 | 皮膚病患者 |

## 為什麼能防癌抗癌

● 鱸魚是公認的無公害食物，富含優質
蛋白質（18.6 克 /100 克），有助於
增強體質。

● 鱸魚的脂肪含量不高（3.4 克 /100
克），但不飽和脂肪酸約占 59.7%，
且多是豐富的 ω-3 脂肪酸，具有降低
膽固醇、減輕炎症、防癌抗癌等作用。

● 鱸魚中含有眾多有助於增強體質、預
防癌症的礦物質。據測定，每 100 克
鱸魚中含鈣 138 毫克、鉀 205 毫克、
鎂 37 毫克、鐵 2 毫克、鋅 2.83 毫克、
硒 33.06 微克。

## 這樣吃防癌效果好

● 清蒸鱸魚做法簡單，但成品美觀，味
道特別出色。一般選用一斤左右的鱸
魚，加各種調味料蒸 10 ～ 12 分鐘即
可，可使肉質細嫩爽滑，將魚肉的鮮
美完全呈現出來。

♥**愛心提醒：** 鱸魚去鱗、剖腹洗淨後，塗上一些料酒，就能夠去除魚腥味，並且
魚的味道更鮮美。

## 有益防癌抗癌的搭配

### 鱸魚＋粳米＝利於消化、吸收

● 用鱸魚煮粥，製作簡單，不僅含有
ω-3 脂肪酸，還富含優質蛋白質、
維生素 B 群，以及鈣、鉀、鎂、硒
等礦物質。

### 鱸魚＋豆腐＝富含蛋白質、礦物質

● 鱸魚燉豆腐是一道味道鮮美的家常
菜，富含優質蛋白質和多種礦物質。
兩者的結合可以讓豆腐吸收鱸魚的鮮
味，而魚湯有了豆腐的加入會更為香
醇。

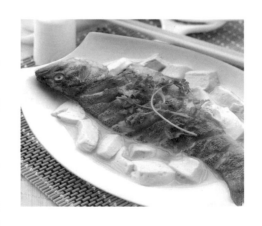

# 沙丁魚：DHA、EPA 防止細胞癌變

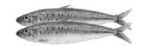

| 防癌有效成分 | DHA、EPA、硒 |
|---|---|
| 推薦用量 | 每人每天 100 克 |
| 不宜人群 | 痛風患者 |

## 為什麼能防癌抗癌

● 沙丁魚含有豐富的不飽和脂肪酸 DHA 和 EPA，能夠抑制心血管收縮和血小板凝聚，減少血栓的形成。另外，DHA 和 EPA 還有助於增強免疫細胞的活性，防止細胞發生癌變。

● 沙丁魚中的硒含量比較豐富（48.95 微克 /100 克），有利於預防動脈粥樣硬化，延緩衰老，還可保護細胞正常分化。

## 這樣吃防癌效果好

● 沙丁魚適合清蒸、紅燒，盡量不要用油炸的方法，否則會降低魚肉中不飽和脂肪酸的比例。

● 沙丁魚的骨頭富含鈣質，建議烹調時可加點醋，促進鈣的釋出，還可軟化骨頭，方便食用。

♥愛心提醒：烹調前，先將沙丁魚放入淡鹽水中浸泡一會兒，可以去除沙丁魚的腥臭味。

## 有益防癌抗癌的搭配

### 沙丁魚＋胡蘿蔔＝養肝防癌

● 沙丁魚中含有豐富的不飽和脂肪酸，胡蘿蔔中含有大量的胡蘿蔔素，兩者搭配食用，有防癌、抗衰老的功效。

### 沙丁魚＋番茄汁＝營養更均衡

● 番茄含有豐富的維生素 C、番茄紅素，用番茄汁與沙丁魚搭配食用，可以彌補沙丁魚維生素 C 缺乏的不足，能使營養更加均衡。

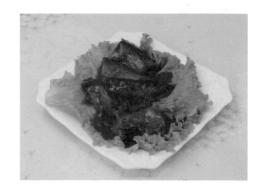

# 葉酸：維持細胞正常分化，防止突變

關於葉酸，許多人認為只有準媽媽才需要補充，因為充足的葉酸能有效降低先天性胎兒缺陷，預防新生兒神經管畸形及唇顎裂、先天性心臟病等。

其實，葉酸是一個保健多面手。葉酸又叫維生素 $B_9$，是水溶性維生素 B 群的一種，不僅在人體新陳代謝中起著重要作用，還有助於癌症的預防。

研究表明，葉酸與細胞內的遺傳物質 DNA 的分裂和修補有關，可維持細胞正常的分裂過程，以免細胞分化時突變。有資料顯示，葉酸攝取充足的人，罹患結腸癌、子宮頸癌的概率會下降。此外，攝入適量葉酸可降低吸煙導致肺癌高發、飲酒導致乳癌高發的風險。

## 葉酸的食物來源

### 富含葉酸的食物

| | |
|---|---|
| 穀物 | 大麥、燕麥、糙米等 |
| 蔬菜 | 萵筍、菠菜、番茄、胡蘿蔔、高麗菜、油菜、小白菜、扁豆等 |
| 水果 | 橘子、櫻桃、香蕉、檸檬、桃子、李子、梨、杏、酸棗、山楂、石榴、葡萄、奇異果等 |
| 豆類堅果 | 黃豆及其製品、核桃、腰果、栗子、杏仁等 |
| 動物食品 | 雞肉、牛肉及蛋類等 |

## 如何科學補充葉酸

1. 很多蔬菜中都含有葉酸，但如果放置過久，不僅菜不新鮮，還容易導致葉酸流失。採用涼拌、榨汁的方式能提高葉酸的攝取。

2. 米中同樣含有葉酸，但若淘米時間過長，就會造成葉酸流失。

3. 維生素 B 群有助於葉酸的吸收，其中維生素 $B_{12}$ 效果最佳。富含維生素 $B_{12}$ 的食物有豬肉、牛肉、雞肉、鴨肉、魚類、蛤類、蛋類、牛奶及乳製品等。

4. 長期大量飲酒會降低體內葉酸的含量，因此要適量飲酒。

★**特別提醒**：葉酸不耐熱，易溶於水，一般無須擔心攝取過量的問題。葉酸的可耐受攝入量為每日 1000 微克。如果需要服用葉酸製劑，需要在醫生的指導下進行。

# 油菜：榨汁飲用能補葉酸

| 防癌有效成分 | 葉酸、膳食纖維、維生素 C |
| 推薦用量 | 每人每天 150 克 |
| 不宜人群 | 眼病、疥瘡患者 |

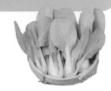

## 為什麼能防癌抗癌

- 油菜中含有豐富的葉酸，可促進新陳代謝，維持細胞正常的分裂生長，降低患結腸癌、肺癌、乳癌等的風險。
- 據測定，每 100 克油菜中含膳食纖維 1.1 克、胡蘿蔔素 620 微克、維生素 A 103 微克、維生素 C 36 毫克及鉀 210 毫克、鎂 22 毫克，這些都是防癌抗癌的優質營養素。
- 研究發現，油菜中含有的植物激素可增加酶的形成，對體內的致癌物質有一定的吸附和排泄作用。

## 這樣吃防癌效果好

- 油菜宜現切現做，並用大火快炒，這樣既可保持鮮脆，又能避免營養成分被破壞。
- 比起炒食，搭配水果榨成蔬果汁飲用，能攝取更多葉酸。
- 忌吃隔夜的熟油菜，因為其會產生有致癌作用的亞硝酸鹽。

## 有益防癌抗癌的搭配

### 油菜＋香菇＝搭配合理

- 油菜和香菇是絕佳搭配，不僅富含膳食纖維、多種維生素及礦物質，還含有葉酸、香菇多醣等營養成分。

### 油菜＋奇異果＝營養豐富

- 油菜與富含果酸、膳食纖維、維生素 C 的奇異果搭配製作蔬果汁，能最大程度保留食材所含的營養，有增強免疫力、通便防癌等功效。

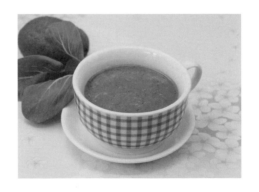

# 萵筍：丟棄嫩葉不可取

| | |
|---|---|
| **防癌有效成分** | 葉酸、膳食纖維、鉀 |
| **推薦用量** | 每人每天 100 克 |
| **不宜人群** | 眼病患者、脾胃虛寒者 |

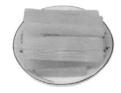

## 為什麼能防癌抗癌

- 萵筍是葉酸的好來源之一，它的莖、葉中均含有大量的天然葉酸，可維持細胞正常分化，預防多種癌症。
- 萵筍還是低熱量、低脂肪、高纖維的健康食材，每 100 克萵筍的熱量僅為 15 千卡，經常食用可減肥瘦身、通便防癌。
- 據測定，每 100 克萵筍含鉀 212 毫克，不僅可維持人體肌肉、神經健康，而且有利於體內鉀、鈉平衡，增強機體的抗癌能力。

## 這樣吃防癌效果好

- 萵筍葉營養豐富，而且葉子越濃密營養價值越高，因此盡量不要丟掉萵筍葉。
- 焯萵筍時，要注意時間和溫度，若焯水的時間過長、溫度過高會使萵筍綿軟，還會導致營養流失。

♥**愛心提醒**：萵筍雖好，但不宜多吃，因為萵筍中的某些成分對視神經有刺激作用。若引起眼疾，停食萵筍，幾天後便會好轉。

## 有益防癌抗癌的搭配

### 萵筍＋黑木耳＝降壓、通便

- 萵筍和黑木耳搭配，含有豐富的膳食纖維、鉀、植物膠質，不僅能輔助降低血壓，還有良好的通便排毒功效。

### 萵筍＋核桃＝增強免疫力

- 核桃中富含不飽和脂肪酸、膳食纖維、維生素 E、鉀、鎂，經常食用可降低膽固醇、清除自由基。兩者搭配烹調，可增強免疫力、益智、抗癌。

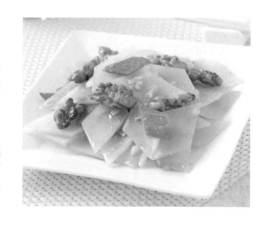

# 維生素 U：促進潰瘍癒合，預防胃癌

嚴格來說，維生素 U 並不屬於維生素，因為它不是人體必需的營養素。不過，維生素 U 卻是公認的「抗潰瘍劑」，能有效促進胃及十二指腸潰瘍癒合，從而防止消化系統癌症的發生。此外，維生素 U 還能改善肝臟功能，促進肝臟排毒。

## 維生素 U 的食物來源

主要來自高麗菜、白菜、青花菜、萵筍等。

## 如何科學補充維生素 U

1. 維生素 U 有特殊氣味，用此類食物搭配水果榨汁飲用，可改善口感。

2. 涼拌、製作沙拉等，能避免營養成分的流失。如果炒著吃，最好使用橄欖油，且加熱時間不可過長。

3. 宜選購新鮮的食物，因為久置會導致維生素 U 的流失。

4. 維生素 U 易溶於水，因此不宜長時間用水浸泡。

## 防癌抗癌食物推薦——高麗菜

高麗菜又叫圓白菜、結球甘藍，是甘藍的變種。高麗菜中含有豐富的維生素 U，可加速潰瘍面癒合；富含葉酸，能維持細胞正常分裂。據測定，每 100 克高麗菜中含膳食纖維 1 克、維生素 C 40 毫克、鉀 124 毫克、鎂 12 毫克，都有助於防病抗癌。

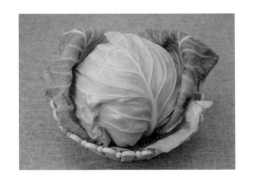

另外，高麗菜是世界衛生組織推薦的健康食物。《國際癌症期刊》研究指出，高麗菜中含有能預防膀胱癌的成分。國內外眾多研究表明，常吃高麗菜還對預防結腸癌、乳癌、前列腺癌十分有益。

★**特別提醒：**口腔潰瘍者，補充維生素 U 可促進損傷黏膜癒合；胃及十二指腸潰瘍等消化道潰瘍者，補充維生素 U 可促進潰瘍面快速修復；飲酒者，補充維生素 U 可改善肝臟代謝。

# Part

## 7

# 這樣吃，
# 容易誘發癌症

不良飲食是誘發癌症的重要原因，比如常吃燻烤肉類、愛吃油炸食品、嗜好甜食等。營養專家特別提醒，我們在享用美味佳餚的同時，要謹防「癌從口入」，應立即改掉這些不良飲食習慣。

# 肥肉，易造成熱量過剩，引發肥胖

瘦肉是指脂肪含量≤10%的肉類，肥肉通常是指肉類的白色脂肪部分。一般把脂肪含量超過30%的畜肉叫肥豬肉、肥羊肉、肥牛肉等。以豬肉為例，不同肥瘦程度的豬肉熱量、脂肪等的含量各不相同。

### 不同肥瘦程度豬肉營養成分一覽

|  | 熱量（千卡） | 蛋白質（克） | 脂肪（克） | 膽固醇（毫克） |
|---|---|---|---|---|
| 豬肉（肥） | 807 | 2.4 | 88.6 | 109 |
| 豬肉（瘦） | 143 | 20.3 | 6.2 | 81 |
| 豬肉（里脊） | 155 | 20.2 | 7.9 | 55 |
| 豬肉（五花） | 349 | 7.7 | 35.3 | 98 |
| 豬肉（腿） | 190 | 17.9 | 12.8 | 79 |

註：每100克所含營養成分（參考自《中國食物成分表》第2版）

營養專家指出，在等重的情況下，脂肪提供的熱量是碳水化合物的2倍多，因此吃肥肉容易造成熱量過剩，導致肥胖，進而成為誘發癌症的危險因素。

再者，肥肉脂肪中含有大量飽和脂肪酸，能明顯影響血脂水準。如果過度攝取，會導致血清膽固醇升高，誘發動脈粥樣硬化等心血管疾病。此外，飽和脂肪酸容易氧化，造成體內的過氧化脂質增加，這也是致癌的重要原因。

因此，日常飲食應控制飽和脂肪酸的攝入。中國營養學會建議，飽和脂肪酸的攝入量應低於膳食總熱量的10%。

也就是說，對於健康人來說，肥肉可以吃，但不宜多吃。肥胖者以及患有心血管疾病的人，最好不要吃肥肉。

# 燻烤肉類，含致癌的苯並芘

　　很多人喜歡吃煙燻、燒烤類食品，如烤羊肉串、烤牛筋、烤魚等，鮮而不膩、風味獨特。可是，你知道嗎？這些美味對人體的危害很大。

## 產生致癌的苯並芘

　　用炭火燻烤的肉製品，會因為無法控制溫度而使肉的表面溫度過高，尤其是夾雜著脂肪的肉，溫度過高就會滴油，油和高溫炭火發生反應，產生強致癌物——苯並芘。

## 產生致癌物多環胺

　　肉類中的蛋白質含量較高，而蛋白質在 200℃高溫下會產生多環胺，這種物質具有致突變、致癌的作用，能夠引發乳癌、結腸癌等多種癌症。

## 降低免疫力

　　燻烤肉類往往裡面沒有熟透，外面已經焦糊，損失了很多營養；燒烤的過程就是脫水的過程，烤出來的食物雖香脆可口，但它們會大量消耗人體內水分，多吃會引起不適，這些都易降低人體的免疫力。

　　因此，我們平時應少吃燻烤類食品，尤其是路邊的烤羊肉串等幾乎沒有衛生保障，應該忌食。

# 醃製食品，含大量亞硝酸鹽

醃製食品非常普遍，其中，中國北方以醃菜為主，而南方以鹹魚、鹹肉、臘肉等比較常見。據營養學分析，食物在醃製過程中，維生素損失大，營養價值偏低。此外，醃製會使食物中的亞硝酸鹽增加，不僅本身有毒性，而且在一定條件下可形成具有強致癌作用的亞硝胺。

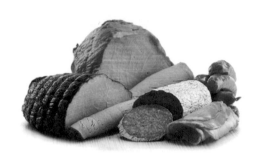

## 醃菜

大多數新鮮蔬菜的亞硝酸鹽含量為百萬分之一，而醃菜的含量比較高，其中酸菜汁的含量高達萬分之一。過量食用含亞硝酸鹽過多的醃菜，會引發頭痛、噁心、嘔吐等中毒症狀。另外，亞硝酸鹽進入人體後，容易合成亞硝胺。科學家研究還發現，亞硝胺類化合物或會引發食道癌、胃癌、肺癌等癌症。

此外，酸菜醃製過程中會滋生大量的真菌，這些生長出來的物質可直接產生一系列毒素，其中一些毒素相當活躍，有致癌的可能。

## 臘肉

臘肉是豬肉醃製後再經烘烤（日光下曝曬）製成的肉製品。臘肉在製作過程中會使用少量的亞硝酸鈉，在其風乾過程中會產生亞硝酸鹽。

在製作過程中，豬肉的很多維生素和礦物質喪失殆盡，如維生素 $B_1$、

維生素 B$_2$ 等含量均為零。另外，其脂肪含量高達 50%，膽固醇含量比新鮮豬肉還要高，容易誘發動脈粥樣硬化、高血脂等慢性病，增加患癌風險。

## 火腿

火腿是肉類經過醃製、鹽漬、煙燻、發酵和乾燥處理等方式加工而成的肉製品。火腿在加工過程中會大量使用氯化鈉（食鹽）和亞硝酸鈉，如果經常大量食用，對人體健康不利，甚至會誘發癌症。

另外，火腿本身也屬於高脂肪食品，不宜經常或大量食用。

# 油炸食品，常吃會增加患癌風險

油炸食品品種繁多，色、香、味俱佳，因此深受人們喜愛。油炸的食物雖然好吃，但卻存在著致癌隱患。

食物在油鍋裡高溫烹飪，不僅會損失營養，還會使脂肪酸發生氧化作用，進而形成對人體有害的過氧化脂質。另外，一般的油炸食品中都含有一種叫作丙烯醯胺的致癌物質，它通常經過皮膚、呼吸道和消化道進入人體，一旦在體內積聚過多，就會誘發癌症。

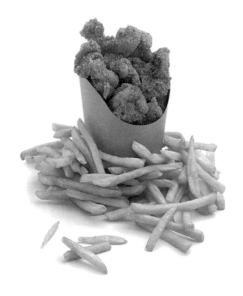

### 油條

油條屬於高熱量、低維生素食物，用經過反覆加熱的油炸製成，含有大量的致癌物質──亞硝酸鹽。常吃油條還會引起膽固醇和血壓升高，增加肝臟癌變的概率。

### 泡麵

泡麵是典型的高熱量、低維生素食物，含鹽量高，常吃會損害肝腎，容易誘發癌變。泡麵在製作過程中使用棕櫚油，其含有的飽和脂肪酸會加速動脈粥樣硬化。

大部分泡麵都採用油炸的方法對麵塊進行乾燥，油脂含量過高，並含有一定量的添加劑，如果經常食用會增加患癌症、肝臟疾病的風險。

### 炸雞

炸雞屬於高熱量、高脂肪食物，長期食用易造成高血脂、高血壓等慢性病，同樣存在致癌風險。

炸雞是油炸食品，存在大量的油脂，常食會導致人體攝入過多的油脂，會增加肝臟和腸胃的負擔，還會引發肥胖，甚至誘發肝癌、胃癌、腸癌等癌症。因此，炸雞被世界衛生組織列為垃圾食品之首。


# 食品添加劑，過量攝取會引發癌症

食品添加劑是那些添加到各類食品中的化學物質，目的是為了改進食品顏色、質地和味道，或幫助食物保鮮。常見的食品添加劑包括防腐劑、

色素、調味劑、膨鬆劑、抗氧化劑、增稠劑等。

## 雖安全也要注意

目前，被許可使用的食品添加劑達 1000 多種，這些添加劑都經過嚴格測試，安全性已經得到確認，並且每一種添加劑都有安全標準，大多數食品添加劑可以放心使用。

但食品添加劑多由人工合成，本身一般無營養價值，適當少量、少次數的應用尚可，但過量、長時間的食用含食品添加劑的食品則是有害的，甚至有致癌隱患。

## 減少添加劑的攝取

日常生活中，不食用加工食品、不食用沒有食品添加劑的食物，都是難以實現的。那麼，如何減少食品添加劑的攝取呢？

1. 學會看食品成分表。
2. 不要盲目選擇色彩鮮豔的食品。
3. 不吃或不長期食用含防腐劑的肉類製品。
4. 盡量少吃或不吃含色素的食品。
5. 盡量不在外就餐，少吃零食。

## 注意高危食品添加劑

在眾多食品添加劑中，有一些高危食品添加劑，比如有可能致癌的亞硝酸鈉。亞硝酸鈉經常作為增色劑使用，一般在香腸、臘肉、色澤鮮亮的熟食等加工食品中存在。還有鄰苯基苯酚、聯苯酚鈉等防腐劑，在動物實驗中已經確認有致癌性。另外，帶有漂白劑的加工食品也不建議食用。

## 食品中可能濫用的食品添加劑品種名單

| 食品品種 | 可能濫用的添加劑品種 |
|---|---|
| 漬菜（泡菜等）、葡萄酒 | 著色劑（胭脂紅、檸檬黃、誘惑紅、日落黃）等 |
| 水果凍、蛋白凍類 | 著色劑、防腐劑、酸度調節劑（己二酸等） |
| 醃菜 | 著色劑、防腐劑、甜味劑（糖精、甜蜜素等） |
| 糕點 | 膨鬆劑（硫酸鋁鉀、硫酸鋁銨等）、水分保持劑磷酸鹽類（磷酸鈣、焦磷酸二氫二鈉等）、增稠劑（黃原膠、黃蜀葵膠等）、甜味劑（糖精、甜蜜素等） |
| 饅頭 | 漂白劑（硫黃） |
| 油條 | 膨鬆劑（硫酸鋁鉀、硫酸鋁銨） |
| 肉製品和滷製熟食、醃肉料和嫩肉粉類產品 | 護色劑（硝酸鹽、亞硝酸鹽） |
| 小麥粉 | 二氧化鈦、硫酸鋁鉀、滑石粉 |
| 臭豆腐 | 硫酸亞鐵 |
| 乳製品（除乾酪外） | 山梨酸、納他黴素 |
| 蔬菜乾製品 | 硫酸銅 |
| 酒類 | 甜蜜素（配製酒除外）、安賽蜜 |
| 鮮瘦肉 | 胭脂紅 |
| 大黃魚、小黃魚 | 檸檬黃 |
| 陳糧、米粉等 | 焦亞硫酸鈉 |
| 烤魚片、冷凍蝦、烤蝦、魚乾、魷魚絲、蟹肉等 | 亞硫酸鈉 |

# 發黴變質食物，容易導致肝癌

日常生活中，我們常會遇到一些食品有黴味並伴有黃色、青色的細毛等情況，這是食品黴變的特徵。黴變的食品不僅營養價值降低，有的還會帶有致癌的毒素。

## 黃麴黴毒素是致癌元兇

黴變的食物會產生一種叫黃麴黴的真菌，它產生的毒素被稱為黃麴黴毒素。黃麴黴毒素的毒性很強，是砒霜毒性的 68 倍，是氰化鉀毒性的 100 倍。一般真菌在高溫下可被破壞，但黃麴黴毒素需加溫到 260℃才會被破壞。

黃麴黴毒素主要損害人及動物的肝臟組織，表現為肝細胞核腫脹、脂肪變性、出血、壞死等。人體一旦食入黃麴黴毒素，即使含量不高，細胞的免疫反應也會受到抑制，並可能導致肝細胞病變，甚至誘發肝癌。

世界衛生組織已明確指出，黃麴黴毒素是人類致癌物，主要是肝臟致癌物。有科學家用含有這種毒素的飼料餵養大鼠、鴨、鱒魚、猴等動物，使動物患了肝癌。毒素劑量越大，肝癌發生率越高。

## 避免攝入黃麴黴毒素

1. 平時盡量選用新鮮食材，避免食用醃製品、乾貨等。

2. 不要購買和食用已發黃、黴變，以及氣味、顏色不正常的五穀雜糧。

3. 不宜一次性購買太多易發黴變質的食品，並且要採取正確的保存措施。

4. 若食品已有部分發黴，因菌絲已深入整個食材，剩餘部分也不可再食用。

Part ⑦

## 黃麴黴毒素的藏身處

含黃麴黴毒素的食物

發苦的堅果
瓜子、杏仁、開心果等黴變後會發苦，並產生黃麴黴毒素。

發黴的糧食
玉米、花生一旦黴變，黃麴黴毒素含量就很高；此外，還有大米、小麥、豆類、高粱等。

小作坊榨的油
小作坊的生產工藝大多簡單，不能對原材料進行精煉，除去有害物質。

用久的筷子
用久的木筷或竹筷洗後沒乾，很容易滋生黃麴黴毒素。

# 嗜好甜食，糖為癌細胞提供養料

生活中，很少有人不喜歡吃糖，再加上市面上賣的甜食越來越精緻，色、香、味俱全，人們更是難以抗拒它的誘惑。可是，你知道嗎？過量食用甜食，尤其是精製糖，會增加患癌風險。

## 吃糖太多易致癌

**糖為癌細胞提供養料。**科學研究表明，正常細胞將氧氣作為生存的能源，而癌細胞依靠糖的酵解為生。過量吃甜食，就等於給癌細胞提供了營養，會幫助癌細胞生長。

**糖會增加胰島素的分泌。**糖容易被人體吸收，導致血糖迅速升高。這時胰島素就會開始工作，將糖分代謝為燃料。血糖持續升高，胰腺就會分泌更多的胰島素，而過量胰島素會刺激癌細胞的生長和轉移。

**導致免疫力下降。**白糖會在體內產生大量的酸性物質，人體要消耗大

量鹼性的鈣、鎂等來中和酸性物質，易引起人體缺鈣及鎂，且易使人體內出現中性或弱酸性環境，直接導致免疫力下降，那麼致癌物質便會乘虛而入。

## 減少糖的攝入

1.《中國居民膳食指南（2016）》建議，每人每天糖的攝入量不要超過 50 克，最好控制在 25 克以下。

2. 平時要少吃甜食，比如蛋糕、餅乾、糖果、冰淇淋、蜜餞等，這些食品含糖量都很高。

3. 少喝飲料，如果喝飲料要選擇少糖或無糖的。

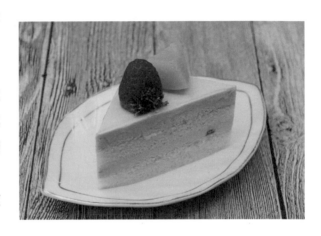

# 蔬果殘留農藥，是致癌的元兇之一

我們都知道，蔬果中殘留的農藥，不僅會危害人體健康，也是誘發癌症的元兇之一。目前認為與癌症有關的農藥主要是有機氯、有機磷，以及砷類殺蟲劑。

**有機氯殺蟲劑**：通過皮膚、呼吸道和胃腸道進入人體，長期接觸容易發生慢性中毒。

有機磷農藥：據報導，其中有些農藥在動物實驗中顯示出致癌性。

砷類殺蟲劑：與肺癌有關，長期吸入含砷農藥能引起肺癌。一般情況下，生長週期長的蔬果比生長週期短的蔬果更容易殘留農藥；帶葉子的蔬菜由於葉片面積大，殘留的農藥較多；表面粗糙的蔬果，比表面光滑的易殘留農藥；有特殊氣味的蔬果病蟲害少，農藥殘留因此也少，如茴香、香菜、辣椒、芥藍等。

平時我們應該盡量選用無農藥或低農藥、有機栽培的蔬菜、水果，竭力減少殘留農藥帶來的危險。此外，我們還要掌握一些清除蔬果殘留農藥的方法。

## 清除殘留農藥的方法

**1** 浸泡法

黃瓜、辣椒、蘋果等蔬果，最好放在盆裡浸泡 5 分鐘，再用刷子刷洗乾淨。草莓、葡萄等，可用淡鹽水浸泡片刻。

**2** 2. 沖洗法

葉類蔬菜最好用流動的水沖洗，以稀釋表面的殘留農藥，不要浸泡，以免溶解在水裡的農藥從葉片的斷裂面滲入。

**3** 去皮法

有些蔬果僅僅清洗乾淨是不夠的，去皮才能除去有害物質。比如馬鈴薯、紅番薯、荸薺等最好去皮食用。

**4** 加熱法

焯燙等加熱法也可去除部分農藥，如芹菜、高麗菜、青椒、花椰菜、豇豆等，可放入沸水中燙 1 ～ 2 分鐘。

**5** 存放法

洋蔥、蘿蔔、蘋果等易儲存的蔬果，在陰涼通風處放幾天，有助於殘留的農藥揮發。

# 汞、鎘等攝取超標，破壞免疫系統

常見的汞、鎘、鉛、鈾等是對人體有害的重金屬，可通過食物和飲水攝入、呼吸道吸入和皮膚接觸等途徑進入人體。

這些重金屬的累積量一旦超過身體所能承受的範圍，就會影響健康，輕則可能導致慢性疾病，引起頭痛、頭暈、失眠、健忘、精神錯亂、關節疼痛等；嚴重的話會破壞人體免疫系統，導致癌症的發生。

醫學研究證實，鎘、砷、鉛、鈾、汞等元素是致癌物質，和腫瘤的發生率和死亡率呈正相關。當人們不慎攝取超標時，會使得癌症的發病率隨之增高。

國際癌症研究機構已經確認，飲用水中的砷可令人患上膀胱癌、肺癌和皮膚癌，其致癌過程緩慢，從積累到癌症發病可達 10 年之久。

防癌專家提醒，重金屬對人體危害的潛伏期較長，起初人體沒有什麼不適症狀，也不易察覺，但累積到一定程度就會致病。

要想減少重金屬對人體的危害，降低患癌風險，除了避免呼吸道吸入、皮膚接觸重金屬外，在飲食上我們也要注意避免重金屬的攝取超標。

# Part 7

# 哪些食物易含有害重金屬

## 易含有害重金屬的食物

| 食物 | 簡要說明 |
|------|----------|
| 海鮮 | 由於海水受到重金屬汞、砷、鉛的污染，貝類、海魚等海鮮已成為重金屬的重要來源 |
| 皮蛋 | 皮蛋在醃製過程中，常在浸漬液中添加鉛或銅等重金屬，以促進配料均勻、快速滲入蛋中。但在放置的過程中，這些氧化鉛會逐漸滲透到蛋內 |
| 動物內臟 | 動物如果吃了被重金屬污染的飼料、水，都要靠內臟來代謝，一些重金屬等有害物質就會沉積在內臟中 |
| 易開罐飲料 | 易開罐多以鋁合金為材料，內壁塗了一層有機塗料，使鋁合金和飲料隔離。但有些不合格易開罐可能保護性塗料塗得不均勻，致使罐內壁鋁合金與飲料接觸，時間久了鋁元素會逐漸溶入其中 |
| 某些中藥 | 有些中藥中也含有重金屬成分，比如常見的雄黃和朱砂，其中朱砂含汞，雄黃含砷 |

## 避免過量攝取重金屬

**1 少吃含重金屬的食物**

不要經常吃海鮮，每天不要超過 1 種，每次不要超過 100 克；每周最多吃 1～2 次動物內臟，每次不要超過 50 克；要選擇無鉛皮蛋，並且吃的時候加些醋。

**2 擇優選購食物**

在選購蔬菜水果時，以無公害者為首選。葉菜類最好多選擇能將重金屬污染控制在標準範圍內的，如大白菜、洋蔥、韭菜等，並且每餐菜品要多樣化。

**3 多吃排毒食物**

很多食物有排毒作用，如黑木耳、青花菜、香菇、大蒜等有利於重金屬的排出；燕麥、芹菜等膳食纖維含量豐富的食物，可以吸附重金屬，並幫助排出體外。

**4 少喝飲料、多喝白開水**

尤其是易開罐飲料最好少喝或不喝，如果要喝飲料最好選擇瓶裝。而白開水是人體的最佳洗滌劑，有助於淨化體內環境。

## 警惕日常用品中的重金屬

### 1. 化妝品

　　增白類化妝品大多數都含有鉛或汞等重金屬，唇膏一般都含有增加顏色光澤的金屬鉍。

### 2. 辦公用品

　　辦公室裡印表機、影印機、傳真機的部件中含有鉻等有害金屬。雖然含量很少，但經常接觸和吸入這些物質對身體有害。

### 3. 水龍頭

　　銅製或鉛製的金屬水龍頭和水管，使用的時間越長就越可能存在重金屬滲出。每天早上使用自來水時，最好先放水 3 ～ 5 秒後再用。

# Part

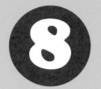

## 常見癌症的
## 飲食預防

癌症是人類健康的大敵，它能侵襲人體的骨骼、血液及各個器官，給人帶來痛苦，甚至奪走生命。肺癌、胃癌、肝癌、食道癌、腸癌、腎臟癌、乳癌、前列腺癌等都是常見的、高發的腫瘤疾病。要戰勝癌症，預防的重要性遠大於治療。

# 肺癌——遠離香煙，注意烹飪方式

　　肺癌是起源於支氣管、細支氣管、肺泡等處上皮及支氣管黏液腺的惡性腫瘤。肺癌是全世界最常見的癌症之一。資料顯示，台灣每年將近有九千人死於肺癌，在癌症死亡原因中，男性及女性皆為第一位。

　　那麼，為什麼肺癌有如此高的發病率，它是怎麼發生的呢？提到肺癌的誘因，很多人首先想到的是吸煙。的確，吸煙與肺癌有著密切的聯繫。

　　可以說，肺癌是被「氣」出來的，這「氣」不僅包括吸煙產生的煙氣，還有大氣污染、油煙、裝修的污染等。此外，不合理的飲食及烹飪方式也易誘發肺癌。

| 肺癌早知道 | |
|---|---|
| **早期症狀** | **高危險群** |
| □慢性咳嗽，經久不癒 | □ 40 歲以上的長期吸煙者 |
| □聲音嘶啞 | □長期有二手煙接觸史人群 |
| □持續胸痛 | □長期在污染環境中生活的人 |
| □咳痰帶血絲 | □有肺結核病史，治癒後反覆發作者 |
| □反覆發作的支氣管炎或肺炎 | □有肺癌家族遺傳史者 |

## 盡早戒煙、遠離二手煙

　　吸煙對肺部的危害是眾所周知的，台灣每年將近有九千人死於肺癌或與吸煙有關的疾病。煙草中含有多種致癌成分，能夠損傷肺部、引起細胞突變，極容易誘發癌症。

　　所以，盡早戒煙，可以大大降低患肺癌的風險。有資料顯示，30 歲

以前戒煙能將患肺癌的風險降低90％；戒煙5年之內的人，死於肺癌的概率會降至每天吸一包煙的人的一半。

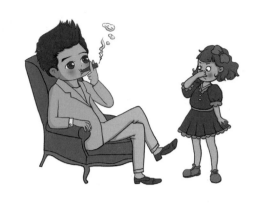

預防肺癌，還要注意遠離二手煙。二手煙中包含40多種致癌物質，如被不吸煙的人吸入體內，會對人體健康造成很大的傷害。二手煙對女性的傷害更大，長期在二手煙環境中生活的女性不僅容易患肺癌，還容易不孕不育，孕婦更容易流產、早產。

## 多吃清肺潤肺的食物

日常飲食中，我們應該適當多吃一些有清肺潤肺功效的食物，比如薏仁、山藥、蓮藕、胡蘿蔔、百合、枇杷、雪梨等，經常食用可以改善肺臟功能，提高抗病能力。

★**防癌專家提醒：**霧霾已被我們熟知，而霧霾對人體最直接的傷害便是侵犯呼吸系統，肺臟首當其衝。霧霾中的大量污染物和致病微生物，不僅易誘發咳嗽、哮喘、慢性阻塞性肺病等，甚至會導致肺癌。因此，霧霾來襲時，我們更要做好肺臟保養，外出佩戴防霾口罩，適時飲水，適當多吃清肺潤肺、排毒通便的食物。

## 注意烹調方式

烹調過程中產生的油煙是非吸煙肺癌的主要病因之一。因為油煙中含有多種有害物質，如丙烯醛、苯、甲醛等。

據統計，近幾年女性肺癌的發病率上升很快，尤其是 40 ～ 50 歲的女性，患癌人數更多。而在非吸煙女性肺癌患者中，超過 60% 的女性經常與廚房油煙打交道，很多女性炒菜喜歡用高溫油來煎炸食物或烹炒肉類食物。

此外，餐飲業炊事人員的肺癌發病率較一般職業也高，常在廚房做飯者患肺癌的概率甚至遠高於不常在廚房做飯的吸煙者。

因此，我們平時做飯時要注意烹調方式，盡量改變易產生油煙的烹調方法。

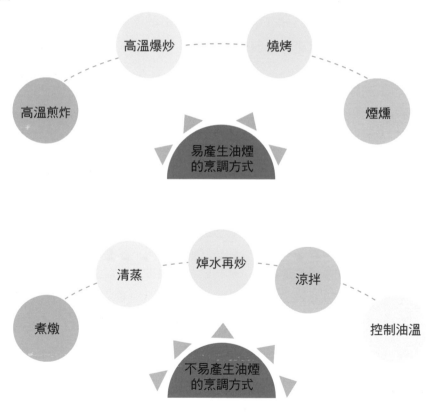

此外，為了降低致癌的風險，我們還要「改掉」以下不良的烹飪習慣。

## 關窗炒菜

尤其在冬季，很多人炒菜時擔心冷空氣入侵而緊閉門窗，這不利於油煙的擴散。做飯時最好開窗通風，讓空氣產生對流，做飯後也要繼續開窗通風至少 10 分鐘。

## 炒完菜立即關掉抽油煙機

在廚房安裝一台性能良好的抽油煙機是必不可少的。需要注意的是，炒完菜後不要立即關掉抽油煙機，應繼續運轉 3 ～ 5 分鐘。

## 油冒煙後才下鍋

很多人都在油冒煙後才把食物下鍋，其實這時油溫往往已經超過 200℃，不僅容易產生油煙，還會破壞食物中的營養。所以，炒菜時最好熱鍋涼油。

## 油反覆用

炸過食物的油，用來炒菜或再次油炸是不科學的。因為使用多次的油會殘留苯並芘、醛類等致癌物，常食會增加患癌風險。因此，食用油最好只用 1 次。

## 不洗鍋子繼續炒

炒完菜，看似乾淨的鍋表面已經附著了油脂和食物殘渣，當再次高溫時，可能會產生苯並芘等致癌物。所以，每炒完一盤菜，就應當把鍋刷乾淨。

## 不經常清潔廚房

廚房產生的油煙冷卻後，就會凝聚在紗窗、玻璃、抽油煙機、瓷磚上，當再次做飯局部溫度升高時，油垢就會受熱飄浮在空氣中。

# 胃癌——清淡飲食，細嚼慢嚥

　　胃癌是指發生在胃黏膜上皮組織的惡性腫瘤，是人體最常見、最多發、危害最大的惡性腫瘤之一。胃癌的發病率和死亡率，在惡性腫瘤中名列前茅。

　　胃癌的症狀不易被發現，其早期症狀與胃潰瘍十分相近。胃癌的發病原因和機制比較複雜，但可以肯定的一點是與飲食密切相關。

　　美國癌症研究所的資料顯示，在眾多的致癌因素中，飲食不當是胃癌的最大誘因。防癌專家也指出，通過改變飲食結構，培養良好的飲食習慣，可以很好地降低胃癌的發生率。

| 胃癌早知道 | |
| --- | --- |
| **早期症狀** | **高危險群** |
| □長期胃部不適、隱痛<br>□上腹部劇烈疼痛<br>□長期胃酸逆流<br>□食後飽脹，甚至噁心嘔吐<br>□不明原因的食慾減退、消瘦 | □長期食用燒烤、煙燻、醃製食品者<br>□長期攝入過多動物油脂者<br>□患有胃潰瘍或其他胃部疾病者<br>□有胃癌家族遺傳史者 |

## 避免暴飲暴食

　　由於生活節奏加快，很多人的日常飲食越來越不規律，吃飯無定量無定時。有的人要麼不吃飯，要麼就暴飲暴食，一次性吃得過多、喝得過量。殊不知，暴飲暴食會損害消化系統，引發胃病，甚至會誘發胃癌。

　　有調查顯示，在胃癌患者中，有一半以上的人患有4年以上的胃病史，這些胃病包括胃潰瘍、萎縮性胃炎等。

正常情況下，人的胃腸蠕動有嚴格的節奏，分泌出的消化液能保證吃進去的食物的充分消化。如果暴飲暴食，讓大量食物在短時間內進入胃腸，消化液就會供不應求，從而使食物不能完全地消化，引起消化不良。

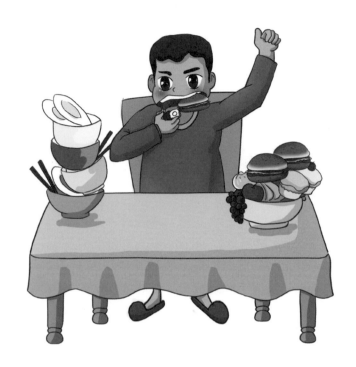

暴飲暴食會使胃被撐得處於飽和的狀態，胃腸負擔過重，蠕動受到限制，損害胃的正常功能。更為嚴重的是，暴食把胃填滿了，會使胃失去蠕動能力，機械性地膨脹，從而引發胃下垂或急性胃擴張。

此外，如果胃始終處於飽脹狀態的話，會分泌大量的胃液，胃液會破壞胃黏膜。胃黏膜是保護胃的屏障，受到損害後會產生胃部炎症，甚至誘發胃潰瘍、胃糜爛等嚴重疾病，時間長了，則容易誘發胃癌。

因此，我們一定要養成良好的飲食習慣，做到吃飯七、八分飽，避免暴飲暴食。

## 避免高鹽飲食

鹽是日常不可或缺的調味品，烹飪菜餚時適當放點鹽，不僅能增加菜餚的滋味，還能促進胃液分泌、增進食慾。不過，過量攝入鹽則對健康不利，甚至會導致胃癌來襲。

醫學研究發現，經常吃高鹽食物容易損傷胃黏膜，並導致炎症的發生，而這種炎症會損害細胞並誘發胃癌。此外，幽門螺桿菌感染是誘發胃癌的重要原因，而過量的鹽分會引發黏膜炎，從而增加幽門螺桿菌感染的概率。而且，過量的鹽還會促使人體內的致癌物亞硝胺增多。

因此，日常飲食一定要嚴格控制鹽的用量，堅持低鹽、低鈉飲食。

### 食鹽每日攝入量

根據中國營養學會建議，成人每天食鹽攝入量不超過 6 克。

### 高鈉＝高鹽

控鹽並不是單純地減少食鹽攝入，而是減少一切含鈉高的食物攝入，高鈉食物等同於高鹽食物。

**1 克鈉＝ 2.5 克鹽，1 克鹽＝ 0.4 克鈉**

### 減鹽 5 絕招

1. 學會使用勺、限鹽罐，每餐按量放入菜餚。
2. 烹調時多用醋、檸檬汁、薑等調味品代替一部分鹽和醬油。
3. 學會看食品標籤，拒絕高鹽食品。
4. 不一定每道菜都加鹽，最後一道湯可以不加鹽。
5. 起鍋前將鹽撒在食物上，能使人感覺到明顯的鹹味，減少用鹽量。

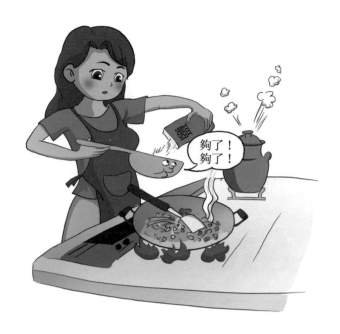

## 小心食物中的「隱形鹽」

除了看得見的白色食鹽外，很多食物中還存在著看不見的鹽，稱之為「隱形鹽」。一般來說，它們隱藏在加工食品和調味品中，如果我們不注意就會多吃了鹽。

### 「隱形鹽」食品一覽

| 食品名稱 | 鈉（毫克/100 克） | 食品名稱 | 鈉（毫克/100 克） |
|---|---|---|---|
| 醬油 | 5757 | 泡麵 | 400 ～ 800 |
| 豆瓣醬 | 6012 | 餅乾（夾心） | 303 |
| 甜麵醬 | 2097 | 餅乾（鹹） | 697 |
| 豆腐乳（紅） | 3091 | 海苔 | 1599 |
| 榨菜 | 4253 | 洋芋片 | 508 |
| 味精 | 8160 | 麥片 | 318 |
| 雞精 | 18864.4 | 奶油五香豆 | 1577 |

此表引自《中國居民膳食指南（2016 科普版）》

### 鹽吃多了怎麼辦

**多飲水。** 如果吃鹹了，首先要多喝水，最好是純淨水和檸檬水，盡量不要喝含糖飲料和優酪乳，因為過量的糖分也會加重口渴的感覺。

**喝豆漿。** 豆漿中 90% 以上都是水分，而且還含有較多的鉀，可以促進鈉的排出，且口感比較清甜。

**多吃含鉀蔬果。** 如果吃得太鹹，可以在飯後多吃些含鉀多的水果。因為鉀離子的攝入可以促進鈉離子的排泄，減少攝鹽過多對身體的損害。


## 警惕！這些飲食習慣易傷胃

### 三餐不定

生活中很多人一日三餐不按時吃，甚至不吃，長期如此很傷胃。三餐時間不吃飯，胃酸無處可用，高酸環境易造成胃黏膜的損傷；非三餐時間吃飯，沒有足夠的胃酸分泌，大大增加了胃的負擔。

### 飲食不潔

幽門螺旋桿菌感染是導致胃炎、胃潰瘍和胃癌發病的重要誘因，它可以通過餐具、潔牙用具、唾液等途徑進行接觸傳染。因此，平時應注意個人衛生，避免食用不潔的食物，預防幽門螺旋桿菌感染。

### 無辣不歡

有些人無辣不歡，認為辣椒能促進食慾，其實適當食用辣椒能增強腸胃蠕動，促進消化液的分泌。但如果過多食用辣椒，就會對胃腸黏膜產生強烈刺激，導致胃腸黏膜充血、水腫、糜爛、出血、潰瘍等。

### 貪食宵夜

如果睡前吃宵夜，食物難以被消化，會在胃中停留很長時間，增加胃的負擔，使胃得不到應有的休息，長期這樣會損傷胃的正常功能。

### 碳酸飲料

很多人喜歡喝碳酸飲料，這些飲料可促進胃酸分泌，從而刺激胃黏膜。並且碳酸飲料在胃內會產生大量氣體，容易引起腹脹、呃逆等胃部不適。

### 濃茶、咖啡

很多人通過飲用咖啡、濃茶來提神醒腦。殊不知，經常飲用濃茶和咖啡，也會損害腸胃健康。濃茶和咖啡都具有興奮神經的作用，能通過神經反射導致胃黏膜出現充血、內分泌功能失調、保護功能被破壞，從而誘發胃炎、胃潰瘍等腸胃疾病。


# 肝癌——控酒護肝是關鍵

肝癌是常見的惡性腫瘤之一，可發生於任何年齡，以40～59歲為多。肝癌具有起病隱匿、潛伏期長、進展快、侵襲性強、易轉移等特點。一般早期症狀不明顯，甚至患病後較長時間毫無感覺。

引發肝癌的原因很多，患有B肝或C肝或病毒攜帶者，是導致肝硬化甚至肝癌發生的重要原因。此外，肝癌與吃喝關係密切，比如大量飲酒、喝受污染的水、吃黴變食品等，都可能會誘發肝癌。

美國著名的腫瘤營養學家坎貝爾教授指出，肝癌的高發與吃喝不當息息相關；肝癌的預防和治療同樣與吃喝有關。

| 肝癌早知道 | |
|---|---|
| **早期症狀**<br>□ 肝區疼痛，多是肋部或劍突下<br>□ 上腹部有包塊<br>□ 不明原因腹瀉、腹痛<br>□ 不明原因發熱<br>□ 牙齦出血、皮下瘀斑等 | **高危險群**<br>□ B 肝、C 肝及肝硬化患者，慢性肝<br>　炎患者，且病史 5 年以上人群<br>□ 長期酗酒的人<br>□ 經常食用含黃麴黴毒素食品者<br>□ 有肝癌家族遺傳史者 |

## 控制飲酒量

適當飲酒有益健康，可以鬆弛血管，改善血液循環，增進食慾，有利於睡眠。如果長期大量飲酒則對身體有害。防癌專家提醒，酒精是肝癌的罪魁禍首，酗酒的人患肝癌的危險性會遠高於不喝酒的人。

長期喝酒是損害肝臟的第一殺手。因為酒精進入人體後，主要在肝臟進行分解代謝。如果每天大量飲酒，肝臟負擔過重，有一部分毒物就無法排泄出去而留在肝臟內，可能會患上酒精肝。

此外，酒精對肝細胞的毒性，還會使肝細胞對脂肪酸的分解和代謝發生障礙，引起肝內脂肪沉積而造成脂肪肝。飲酒越多，脂肪肝就越嚴重，還可誘發肝纖維化，進而引起肝硬化，誘發肝癌。

因此，日常生活中，我們一定要控制飲酒量，尤其是肝功能異常的人應禁酒。

### 建議飲酒量

根據《中國居民膳食指南（2016）》建議，以酒精量計算，成年男性和成年女性一天的最大飲酒量分別不超過 25 克和 15 克。

## 酒精換算表

| | 25 克酒精 | 15 克酒精 |
|---|---|---|
| 啤酒 | 750 毫升 | 450 毫升 |
| 葡萄酒 | 250 毫升 | 150 毫升 |
| 38 度白酒 | 75 克 | 50 克 |
| 52 度白酒 | 50 克 | 30 克 |

參考自《中國居民膳食指南（2016 科普版）》

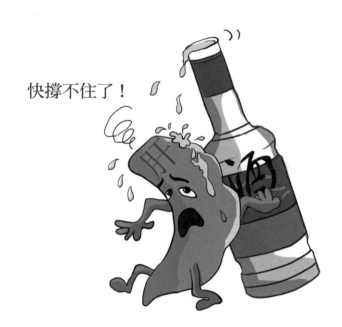

快撐不住了！

## 怎麼喝酒不傷肝

日常生活中，有時飲酒是難免的。我們應盡可能飲用低度酒，並適量飲酒，以避免對肝臟造成損害。

| 飲酒須慢飲 | 把握飲酒時間 |
|---|---|
| 飲酒時一定要盡量放慢速度，給肝臟充足的時間來分解酒精。 | 下午兩點以後，肝臟中的乙醛脫氫酶濃度相對較高，飲用等量的酒，較上午更容易被身體分解，然後排出體外。 |
| 選擇最佳佐菜 | 不要空腹飲酒 |
| 飲酒時，選擇理想的佐菜可減少酒精的危害。最佳佐菜是富含蛋白質和維生素的食物，如新鮮蔬菜、魚、瘦肉、蛋類等。 | 飲酒前要吃些東西，比如湯和水果。當酒精進入人體後，湯或水果的營養成分能起到分解酒精的作用。 |
| 心情不好不飲酒 | 酒後吃點麵食 |
| 過分憂愁或生氣時不宜飲酒。因為人在發怒時容易傷肝，若再飲酒，似火上澆油。 | 酒後應吃一些容易消化的麵食，如饅頭或麵條。這些食物可轉化成葡萄糖，有利於人體供血並增加體能，還可以中和胃酸。 |

★**防癌專家提醒：**患有高血脂、胰腺炎、肝臟疾病的人最好不飲酒；尿酸過高的人不宜大量喝啤酒。

## 不要過量食用生薑

俗話說「冬吃蘿蔔夏吃薑，不勞醫生開藥方。」「早吃三片薑，勝過人參湯。」這都說明生薑對人體的保健功效。

的確，生薑含有豐富的膳食纖維，多種維生素，以及鈣、磷、鐵等礦物質，還含有芳香醇、薑烯、薑辣素等多種成分，有驅寒暖身、抗病菌、抗過敏等功效。不過，防癌專家提醒，不能因為生薑的好處多就過量食用。

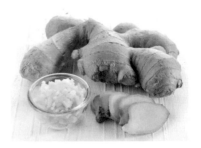

## 致癌成分──黃樟素

生薑中含有一種不利於健康的成分──黃樟素，如果長期過量食用可能會引起中毒，還會增加患肝癌的風險。

美國食品藥品監督管理局（FDA）的研究顯示，黃樟素可引起肝癌。實驗表明，在小鼠的飼料中添加 0.04% ～ 1% 的黃樟素 150 天到 2 年，可誘導小鼠產生肝癌。研究人員發現，黃樟素經過代謝會轉化為活性致癌物。

因此，日常飲食中要注意生薑的食用量，不要當菜吃、天天吃。如果只是作為調味品偶爾食用，是十分安全的。

## 不要吃腐爛的薑

民間有「爛薑不爛味」的說法，其實這是沒有科學依據的。腐爛的生薑會產生毒素，黃樟素含量會大大增加，食用後可使人體肝臟細胞變性，影響肝臟代謝功能，嚴重時會導致肝癌的發生。

因此，平時一定不要吃腐爛的薑，並要學會選購。

## 選購生薑四步驟

**1 看顏色**
正常的薑表面較乾，一般呈土褐色、顏色發暗，而硫黃燻烤過的薑較水嫩，呈淺黃色，所以太漂亮的薑不宜購買。

**2 摸手感**
優質生薑肉質堅挺，用手捏不酥軟，而硫黃燻烤過的薑用手搓一下，薑皮很容易剝落。

**3 聞氣味**
選購薑時，用鼻子聞一下，如果有淡淡的硫黃味或其他異味，則不要購買。

**4 嘗味道**
掰開後品嚐一下薑的味道，如果薑味不濃或味道有改變，則要謹慎購買。

**薑的健康吃法**

宜「早」，不宜「晚」。生薑的辛溫發散作用會對人夜間的休息造成影響，而且晚上吃生薑的話還很容易上火。

嫩薑、老薑有不同。嫩薑一般用來炒菜、醃製成糖薑等食品；老薑味道辛辣，一般用於熬湯、燉肉。

搭配禁忌。應避免與白酒、韭菜、羊肉等辛辣、熱性食物搭配食用，以免過於燥熱。

人群禁忌。陰虛火旺者、肝炎患者，以及有肺熱燥咳、胃熱嘔吐、口臭、痔瘡出血、癰瘡潰爛的人群不宜食薑。

# 食道癌——喜食燙食惹的禍

食道癌是食道鱗狀上皮的惡性腫瘤，是常見的消化道腫瘤之一。食道癌發病年齡多在 40 歲以上，男性多於女性。

食道癌的確切病因目前還不太清楚，但相關研究表明，與飲食有著密切的關係。其中，食道的局部損傷、長期喜食燙食可能是致癌的重要因素。

此外，進食過快、進食粗硬食物可能引起食道黏膜損傷，反覆損傷可以造成黏膜增生，最後導致癌變。此外，還有營養不良和微量元素缺乏，如蛋白質攝入不足和維生素 A、維生素 $B_2$、維生素 C 缺乏，患缺鐵性貧血等，均可促使食道癌的發生。

| 食道癌早知道 | |
| --- | --- |
| **早期症狀**<br>□經常性吞咽困難<br>□進食時感覺食物滯留<br>□咽喉部有乾燥和緊縮感<br>□胸骨後、劍突下疼痛<br>□聲音沙啞、胸部疼痛 | **高危險群**<br>□長期食用燒烤、煙燻、醃製食品者<br>□喜食燙食者<br>□食道局部有損傷者<br>□有食道癌家族遺傳史者 |

## 避免經常吃燙食

日常生活中，有些人吃東西喜歡「趁熱吃」，比如剛出鍋的食物、火鍋、滾燙的水等，感覺這樣吃很香、很過癮，其實這個習慣很不好。

| **降低食慾**<br>味蕾遇到過熱的水或食物會受到傷害，感覺滋味的能力減弱，從而影響食慾，降低進食慾望。 | **影響消化**<br>過燙的食物會破壞消化道中的各種酶或降低酶的催化能力，當酶受到破壞或減弱時，會直接影響消化功能。 | **誘發食道癌**<br>經常吃滾燙的食物，還容易損害口腔、食道黏膜，進而可能誘發食道癌。 |
| --- | --- | --- |

好燙！　　　　　這樣吃才過癮！

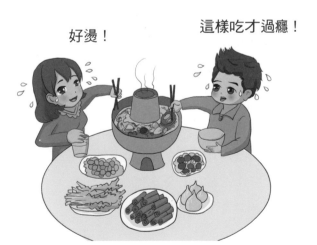

人的食道內壁是由黏膜組成的，十分柔嫩，耐熱有一定的限度，一般為 50 ～ 60℃，如果超過了這個溫度，食道黏膜就會被燙傷。如果經常吃燙食，會對口腔、食道、胃內黏膜構成嚴重損傷，如果損傷未修復時又遭到燙傷，反覆多次易構成淺表潰瘍，導致慢性口腔黏膜炎症、口腔黏膜白斑、食道炎、萎縮性胃炎等病症。長此以往，就會引起黏膜質的變化，甚至癌變。

有資料表明，食道癌高發區的人喜食熱燙飲食。醫學專家曾調查一位被確診為食道癌的病人的飲食情況，發現他平日不但喜歡吃燙嘴的飯菜，還非常喜歡喝滾燙的茶水。

因此，不管平時時間多麼緊張，或饑腸轆轆，剛出鍋的飯菜都要等一會兒，放到溫度適中時再吃，並且在任何情況下都不要喝滾燙的水。

## 如何健康吃火鍋

火鍋濃湯的溫度可高達 120℃，不經冷卻就吃的話，很容易燙傷口腔、食道及胃黏膜，給健康造成危害。

### 吃火鍋不宜太燙

剛從火鍋中取出鮮燙的食物，不宜馬上送入口中，應放在碗內稍涼一下再吃，以免燙傷食道黏膜，造成潰瘍或口腔黏膜起皰。

### 不要太辣、太麻

有些人吃火鍋時辣椒、蒜、蔥等調料放得太多，追求又麻又辣的效果。殊不知，太辣、太麻的食物不僅會刺激口腔、食道與腸胃的黏膜，使其發生充血和水腫，還容易誘發一些嚴重的疾病。

### 掌握好火候

吃火鍋時，若食物在火鍋中煮久了會失去鮮味，破壞營養成分，倘若煮的時間不夠，又容易引起消化道疾病。

### 時間不要太長

長時間吃火鍋，導致胃液、膽汁、胰液等消化液不停分泌，腺體得不到正常休息，導致胃腸功能紊亂而發生腹痛、腹瀉。

### 不宜配冷飲

許多人在食用火鍋時喜歡搭配冷飲，冷飲和熱食交互食用，容易使胃腸道損傷。

# 腸癌——潤腸通便是重點

腸癌是常見的消化道惡性腫瘤。大腸位於人體腹腔的四周，呈「門」字形，可分為盲腸、升結腸、橫結腸、降結腸、乙狀結腸和直腸。腸癌根據發生部位的不同，包括結腸癌和直腸癌。

**結腸癌：**可以出現在結腸的任何部位，由於結腸管徑較大，所以出現症狀的時間通常會比直腸癌晚些。

**直腸癌：**好發於直腸齒狀線附近，因為這裡是黏膜性質易發生改變的部位，再加上糞便經過時易產生摩擦，所以易發生癌變。

結直腸癌多半由腸道中的息肉病變而來，早期常無明顯症狀。腸癌的發病原因是多方面的，從各個國家對腸癌病因學的研究結果看，飲食和生活習慣與結腸癌、直腸癌的發生有極密切的關係。

| 腸癌早知道 | |
| --- | --- |
| **早期症狀** | **高危險群** |
| ☐排便習慣改變<br>☐大便出血、黏液便<br>☐持續性腹痛、腹脹<br>☐腹部有腫塊<br>☐不明原因的消瘦、乏力 | ☐長期食用高脂肪、高熱量食物者<br>☐長期患有潰瘍性結腸炎者<br>☐大腸息肉患者<br>☐有腸癌家族遺傳史者 |

## 吃澱粉類食物

　　澱粉是一種碳水化合物，是維持生命的最基本的營養物質，人體熱量的一半以上是由澱粉提供的。我們平時所吃的米、麵、綠豆、紅豆、紅番薯、馬鈴薯等，都是含澱粉豐富的食物。防癌專家認為，適當多吃澱粉含量高的食物能預防癌症。

　　英國劍橋大學的研究表明，吃煮熟的馬鈴薯等富含澱粉的食物，可減少患腸癌的危險。有研究發現，中國人澱粉的消耗量是世界上最高的，比英國多一倍以上，而中國的結腸癌發病率比英國少一半。

　　那麼，澱粉類的食物為什麼能防腸癌呢？

　　**加速有害物質排出**。澱粉能夠加速人體的消化過程，使有害物質快速排出，防止其危害胃腸道。

　　**有助於大便暢通**。富含澱粉的食物往往含鉀豐富，對維持腸道神經肌肉的興奮性起著至關重要的作用，有利於大便的暢通。

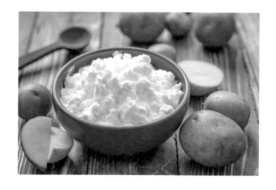

　　**維護腸道菌群平衡**。一些富含澱粉的食物通過發酵，免疫活

性物質的含量增加，有利於維護腸道菌群平衡，清除致癌物。

**產生丁酸鹽**。澱粉在腸內經發酵酶作用，會產生大量的丁酸鹽。丁酸鹽是一種癌細胞生長抑制劑，能防止大腸內壁致癌細胞的產生。

所以，我們應該適當多吃一些富含澱粉的食物。一般來說，每天攝入澱粉類食物的總量應占每日總熱量的 50% ～ 60%。

### 富含澱粉的食物

| 五穀類 | 大米、小米、玉米、小麥麵粉等 |
|---|---|
| 根莖類 | 紅番薯、馬鈴薯、芋頭、山藥、蓮藕、南瓜等 |
| 豆類 | 綠豆、紅豆等 |

★**防癌專家提醒：**有一些澱粉類食物吃多了反而不利於身體健康，應盡量少吃，如炸薯條、洋芋片、含糖高的點心、各種精緻的穀類小吃等。

## 多吃潤腸通便的食物

俗話說「一日不排便，勝抽三包煙」，可見便秘對身體的危害之大。醫學專家指出，排便困難、糞便乾結，會直接引起或加重肛腸疾病，如肛裂、痔瘡、直腸炎等，為腸癌的發生埋下隱患。據相關資料顯示，約 10%的嚴重便秘者可能患結腸癌，因為經常便秘會使致癌物長時間滯留在腸道內。

另外，便秘會使腸道內的毒素不能及時排出，從而被人體吸收，時間長了會降低人體免疫力，引發多種疾病。

## 引起便秘的原因

**1　久坐不動**

身體缺乏運動，腸道肌肉就變得鬆弛，蠕動功能會減弱，容易出現便秘。

**2　強忍便意**

當有了便意，忍著不去排便，久而久之，直腸感覺神經就變得遲鈍，導致便秘。

**3　飲水不足**

如果飲水不足，腸道就會變得乾燥，那麼腸道內容物就不容易排出，引發便秘。

**4　飲食不合理**

經常暴飲暴食，或進食過少，或食品過於精緻缺乏膳食纖維，對結腸運動的刺激減少，導致便秘。

**5　壓力大、過度疲勞**

過度勞累、精神緊張會抑制腸道的蠕動和消化液分泌，導致消化不良，引起便秘。

患有便秘也不必擔心，我們可以通過飲食來調理。可以多吃一些有潤腸通便功效的食物，如五穀雜糧、芹菜、香蕉等，並注意多喝水。

## 觀察大便知健康

大便是腸道健康的晴雨錶，每天觀察大便是最好的健康自檢法，也是及早發現腸癌的有效方法。

### 健康大便的標準

| | |
|---|---|
| 顏色 | 大便顏色會受所吃食物的影響，一般為棕黃色或黃褐色 |
| 形狀 | 圓柱形或金字塔形 |
| 硬度 | 軟硬適中，含水量在 60% ～ 75% |
| 頻率 | 一般每天 1 次，最多不超過 3 次；如果兩三天排便 1 次且沒有不適症狀，也屬正常 |
| 密度 | 沉入水中，不會浮在表面 |
| 時間 | 一般 5 ～ 10 分鐘排泄完畢，不需過分用力，排便後感覺順暢 |

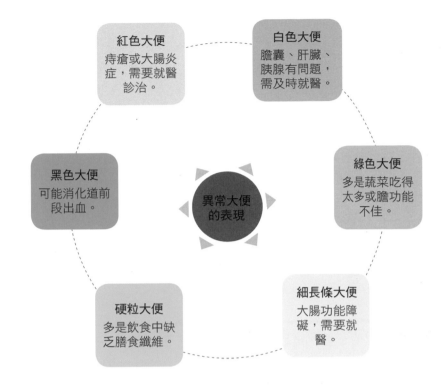

紅色大便
痔瘡或大腸炎症，需要就醫診治。

白色大便
膽囊、肝臟、胰腺有問題，需及時就醫。

黑色大便
可能消化道前段出血。

異常大便的表現

綠色大便
多是蔬菜吃得太多或膽功能不佳。

硬粒大便
多是飲食中缺乏膳食纖維。

細長條大便
大腸功能障礙，需要就醫。

# 腎臟癌——避免高蛋白、高嘌呤飲食

　　腎臟癌是泌尿系統常見的惡性腫瘤，其發病率在泌尿系腫瘤中僅次於膀胱癌而居第二位。腎臟癌多發於 40 ～ 70 歲的男性。

　　腎臟腫瘤的病因至今尚不明確。醫學專家認為，吸煙習慣加上其他危險因素（如酗酒、職業接觸等），可進一步增加發生腎臟癌的危險性。此外，長期高脂肪、高熱量飲食不僅會導致肥胖、高血壓等，還會使患腎臟癌的概率升高。

　　防癌專家提醒，經常接觸化學藥劑、石棉或鎘的人，應做好防護措施，並定期接受健康檢查；避免吸煙、濫用藥物，控制體重，避免食用含黃麴黴毒素或亞硝胺的食品，都有助於遠離腎臟癌的威脅。

| 腎癌早知道 | |
|---|---|
| **早期症狀**<br>□血尿<br>□腹部鈍痛或隱痛<br>□持續性腰痛<br>□腰部或上腹部有腫塊 | **高危險群**<br>□腎結石患者<br>□身體分泌代謝異常<br>□正在接受雌激素治療者<br>□有腎臟癌家族遺傳史的人群 |

## 避免長期高蛋白飲食

蛋白質是一種對健康至關重要的營養物質，可以調節體內水與電解質平衡，是抗體生成所必需的營養素。但是過多攝入高蛋白食物，對身體健康不利。

研究發現，攝入蛋白質過多易引起消化不良，使腸道毒素積聚增多；過量的動物蛋白會增加尿液中草酸鹽的含量，草酸鹽與鈣等結合形成沉積，會誘發結石；過多的植物蛋白會抑制鐵的吸收，易導致缺鐵性貧血。

此外，過量攝入蛋白質還會損傷腎臟，引發各種腎臟疾病。腎臟肩負著重吸收中間代謝產物和排出代謝終產物的重任，如果大量攝取蛋白質，機體就會無法吸收，過量的蛋白質要由腎臟排出，這勢必會增加腎臟的負荷，影響腎功能。久而久之，就容易出現多種腎病隱患。

因此，我們平時不能過量食用高蛋白食物。營養專家指出，一般成年人每天的蛋白質需求量在 0.79 克／公斤，即體重為 60 公斤的成人一日所需蛋白質應該在 47.4 克。並且，盡量攝取植物蛋白質。

★**防癌專家提醒：**蛋白質分為動物蛋白質和植物蛋白質，這兩種蛋白質的營養價值相仿。動物蛋白質雖與人體的營養結構類似，但主要來源於動物性食物，這類食物的脂肪和膽固醇含量較高。而植物蛋白質更易於被人體消化、吸收，它主要來源於大豆及其製品、堅果等。

## 拒絕高嘌呤食物

在正常情況下，飲食攝入的嘌呤和人體自身代謝生成的嘌呤在酶的作用下，會以尿酸的形式通過腎臟從尿液中排出，「入」與「出」處於動態平衡。

日常飲食中，如果攝入過多的嘌呤，致使人體內代謝嘌呤的酶不足而難以分解多出來的嘌呤，「入」與「出」的平衡被破壞，會引起血尿酸增高。血尿酸增高可能是早期腎功能損害的信號，也可以引起繼發的腎臟損害。

因此，不管是健康的人，還是腎臟疾病患者，都不要過多食用高嘌呤食物，尤其不要邊吃燒烤邊喝啤酒。過多的尿酸等廢物需要腎臟長期進行「解毒」，這勢必增加腎臟的負擔。

此外，煲湯也不宜經常、過量食用。因為嘌呤易溶於水，煲湯一般是用肉類煮製的，而且常常煲上兩三個小時。在長時間的煲制過程中，大量的嘌呤溶解到肉湯中。經常喝這種嘌呤過高的湯，會造成尿酸在血液中堆積，進而損傷腎臟。

### 哪些食物嘌呤含量高

#### 常見食物嘌呤含量一覽

| 嘌呤含量 | 食物 |
|---|---|
| 高嘌呤<br>（150～1000 毫克/100 克） | 動物內臟（動物肝、腎、腸、腦）、鮑魚、螃蟹、沙丁魚、鳳尾魚、小蝦、牡蠣、干貝、酵母、各種肉禽製成的濃湯、淡菜等 |
| 中嘌呤<br>（50～150 毫克/100 克） | 豬肉、羊肉、牛肉、火雞、鵪鶉、鯉魚、鮪魚、龍蝦、燕麥、全麥麵包、豌豆苗、菠菜、扁豆、蘑菇、豆類等 |
| 低嘌呤<br>（＜50 毫克/100 克） | 精製大米、麵粉、通心粉、牛奶、乳酪、蛋類、大部分蔬菜、各種水果、植物油、花生、杏仁、核桃、茶等 |

# 乳癌——吃豆類食物，慎喝咖啡

　　乳癌是乳腺上皮組織的一種惡性腫瘤，近年來女性患乳癌人數逐漸增加，甚至有年輕化的趨勢。另外，據資料統計，有 80% 的乳癌患者是因為出現乳腺腫塊才去做首次診療的。

　　目前，乳癌真正的病因尚不明確。不過，研究人員普遍認為乳癌發病與生活方式、飲食營養、肥胖等密切相關。

　　此外，內分泌失調是誘發女性乳癌的重要原因。更年期女性由於內分泌紊亂，是罹患乳癌的高危險群。

| 乳癌早知道 | |
| --- | --- |
| **早期症狀** | **高危險群** |
| □乳房有不痛不癢的硬塊<br>□乳房皮膚有凹痕或皺褶<br>□乳頭糜爛或內陷<br>□乳頭溢液<br>□腋窩淋巴結腫大 | □患有慢性乳房疾病者<br>□初經過早、停經過晚者<br>□經常口服避孕藥者<br>□更年期長期服用雌激素者<br>□有乳癌家族遺傳史者 |

## 乳房自檢要領

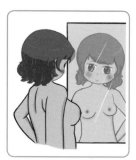 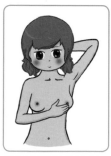 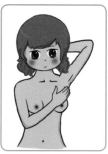 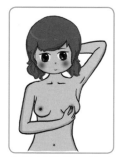

❶面對鏡子，看兩側乳房輪廓、大小、顏色有無異常

❷以指腹觸摸乳房，有無硬塊、硬結或增厚現象

❸舉起手臂，檢查腋下有無腫塊

❹輕捏乳頭，檢查有無分泌物溢出

## 常吃豆類食物

豆類食品不僅有著悠久的歷史，而且營養十分豐富。防癌專家提醒，為了乳房的健康，在日常飲食中，女性應適當多吃些豆類食品。

有研究發現，隨著豆類食物攝入量的增加，特別是食物中豆類蛋白質在總蛋白質中所占比例增加時，女性乳癌的發病率明顯降低。這主要是因為豆類中的植物雌激素可以在腸道內被胡蘿蔔素轉化成一種新的物質，而這種新的物質可以抑制體內致癌物對乳房的傷害。

研究者曾陸續對約 5000 名乳癌新發病人進行了長達 5 年的隨訪調查與樣本檢測，發現豆類食品的攝入能顯著降低乳癌復發和死亡的危險。

近幾年，美國科學家研究發現，大豆中含一種類似泰莫西芬的物質，有預防乳癌的作用。

因此，女性朋友平時不妨適當多吃一些豆類及豆製品，以促進乳房健康。

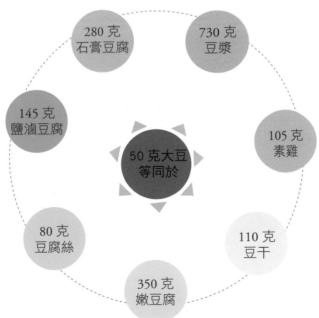

## 避免過量飲用咖啡

咖啡中含有咖啡因,有提神醒腦、對抗憂鬱、緩解便秘的功效。因此,現代人越來越喜歡喝咖啡,有些人甚至每天都會喝上幾杯。

凡事過猶不及,喝咖啡亦如此。如果天天大量喝咖啡,對健康不利,還會危害乳房健康。咖啡中的咖啡因會促進乳腺增生,而乳腺增生又與乳癌關係密切。尤其是絕經後的女性,如果過多食用含咖啡因的食物,隨著咖啡因的大量攝入,乳癌發生的危險性就會大大增加。

哈佛大學近 20 年的隨訪發現,絕經後的女性,每天喝咖啡超過 4 杯,會增加 6% 罹患乳癌的風險;此外,有 BRCA 基因(一種直接與遺傳性乳癌有關的基因)突變的女性,每天過量飲用咖啡(超過 6 杯),患乳癌的風險將提高到 69%。

因此,女性要少喝咖啡,每天不宜超過 2 杯(每杯 250 毫升),絕經後的女性更是要減少攝入咖啡,每天以不超過 1 杯為宜。

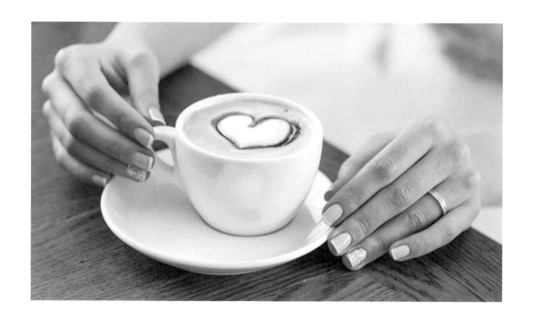

# 子宮頸癌——多溫熱，少寒涼

　　子宮頸是子宮底部狹窄的開口，是女性生殖系統的重要組織器官。近年來，子宮頸癌的發病率越來越高。據世界衛生組織統計，在女性的各種惡性腫瘤中，子宮頸癌的發病率位居第二，僅次於乳癌。

　　據有關資料表明，子宮頸癌每年全球發病約 45 萬人，目前是國內婦女癌症發生率的第一位，可以說是婦女健康的隱形殺手。

　　預防子宮頸癌，女性要養成良好的飲食和生活習慣，合理飲食是給子宮的最好的關愛。若女性平時適當多吃有利於保護子宮的食物，避免不良的飲食習慣，可增強子宮的免疫力，有效降低罹患子宮頸癌的風險。

## 子宮頸癌早知道

| 早期症狀 | 高危險群 |
| --- | --- |
| □白帶增多且異常<br>□性交時陰道流血<br>□陰道不規則出血<br>□尿頻、尿急<br>□小腹、腰背經常疼痛 | □過早性行為者<br>□性生活紊亂者<br>□外陰部衛生不潔者<br>□有子宮頸癌家族遺傳史者 |

## 少食寒涼、辛辣食物

### 少食寒涼食物

　　保養子宮，女性朋友要少吃寒涼食物，如冰淇淋、冰鎮西瓜、冰鎮飲料、螃蟹、田螺等。否則寒涼

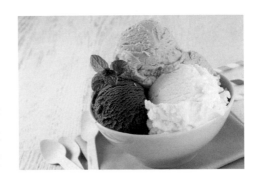

入侵體內，容易侵犯子宮頸、子宮，導致經期延遲、痛經、子宮頸炎、子宮內膜炎等。

而患有子宮頸疾病者，多數人白帶多且黏稠，有時甚至氣味臭，就更應少吃寒涼食物，宜適當多吃些清熱利濕的食物，如紅豆、薏仁、荸薺、蓮藕、菠菜等。

## 少食辛辣食物

研究發現，多食辛辣刺激的食物，易使盆腔充血、誘發炎症，或造成子宮肌肉過度收縮，對子宮頸及子宮的健康不利。尤其是患有子宮頸疾病的女性，在飲食上一定要清淡有營養，盡量不要吃辛辣刺激的食物，否則會使症狀加重。常見的辛辣調味品有蔥、薑、蒜、辣椒、花椒、胡椒、韭菜、桂皮、八角、小茴香等。

## 適量喝些豆漿

豆漿等豆製品不僅含有優質蛋白質，還含有大豆異黃酮、大豆磷脂、維生素 E 等營養物質。大豆異黃酮是天然的植物雌激素，能雙向調節體內的雌激素水準。科學家研究發現，植物雌激素具有良好的抗氧化作用，同時還能抑制子宮頸腺癌和鱗狀表皮細胞癌的生長，抑制細胞分裂，從而達到阻止細胞侵犯和轉移的作用。

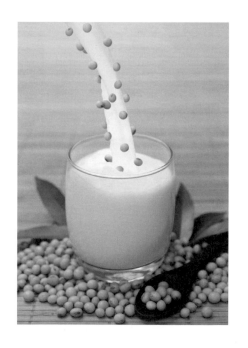

因此，女性朋友宜經常喝杯新鮮豆漿，不僅有助於改善體質，還可延緩衰老、美白肌膚、防病抗癌。

## 喝豆漿五忌

**1　　　　　　忌喝未煮熟的豆漿**

生豆漿中含有有毒物質，會導致蛋白質代謝障礙，並對胃腸道產生刺激，從而引發中毒症狀。

**2　　　　　　忌在豆漿裡打雞蛋**

雞蛋中的黏液性蛋白質和豆漿中的胰蛋白酶結合，會產生一種不能被人體吸收的物質，影響營養的吸收。

**3　　　　　　豆漿忌裝在保溫瓶裡**

在溫度適宜的條件下，以豆漿作為養料，瓶內細菌會大量繁殖，經過 3 ～ 4 個小時就能使豆漿酸敗變質。

**4　　　　　　忌過量飲用豆漿**

每天飲用豆漿，最好不要超過 300 毫升，以免引起消化不良，出現腹脹、腹瀉等不適。

**5　　　　　　忌與藥物同飲**

有些藥物會破壞豆漿裡的營養成分，如四環素、紅黴素等抗生素藥物。


# 前列腺癌——控制熱量，補充營養

前列腺癌是男性泌尿系統的常見腫瘤。近年來，男性患前列腺癌的人數漸增，前列腺癌已成為男性泌尿系統的頭號大敵。

前列腺癌的發展較慢，因而控制住的概率較高，但這需要早發現、早診斷、早治療。對於前列腺癌的病因，癌症專家指出，它不是單一因素引起的，與年齡、激素、遺傳和飲食等有關。而且，在導致前列腺癌的諸多因素中，飲食問題不容忽視。

| 前列腺癌早知道 | |
| --- | --- |
| **早期症狀** | **高危險群** |
| ☐尿頻、尿急、尿不淨<br>☐排尿困難、尿線變細<br>☐血尿或尿中含膿<br>☐排尿疼痛、有灼熱感<br>☐盆骨周圍疼痛 | ☐ 65 歲以上的老年男性<br>☐長期前列腺炎患者<br>☐患有膀胱癌的人<br>☐有前列腺癌家族遺傳史者 |

## 限制熱量，控制體重

有醫學研究發現，每天高熱量飲食的男性，不管其吃的是什麼樣的食物，也無論其體重高低，都更容易患前列腺癌。

研究者指出，攝入熱量高的話，不管其來自脂肪，還是來自蛋白質或碳水化合物，均對前列腺癌的形成有影響。這是因為高熱量攝入可以使男性體內的某些激素含量升高，例如在人體循環系統有一種類似胰島素的生長因子，會因熱量的大量攝入而含量增多，而這種生長因數與前列腺癌的形成有關。

另外，肥胖是誘發前列腺癌的危險因素之一，肥胖男性患前列腺癌的風險比正常體重男性高 2.4 倍。

由此可見，在日常飲食中，男性朋友要合理攝入熱量，並積極控制體重。

## 每天一把南瓜子

瓜子作為休閒食品，一直深受人們的歡迎。瓜子的種類繁多，常見的有葵花籽、西瓜子、南瓜子等。防癌專家指出，男性每天食用適量的南瓜子，可防

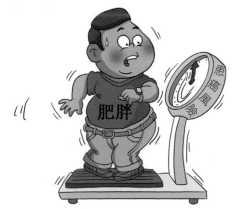

治前列腺疾病。

前列腺分泌激素的功能需要脂肪酸，而南瓜子富含脂肪酸，可促使前列腺保持良好功能。南瓜子所含的活性成分——南瓜子胺酸和南瓜子鹼，可消除前列腺炎初期的腫脹；南瓜子還含有植物生長激素，對修復前列腺病變有積極作用。

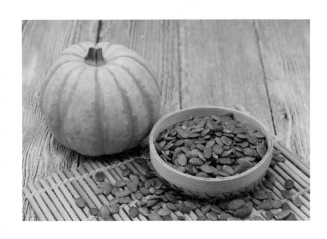

南瓜子中含有豐富的鋅，對前列腺也有好處。研究發現，一旦血液中缺鋅，前列腺便會腫大、增生，因此常吃南瓜子，可預防和改善男性前列腺疾病，也有助於預防前列腺癌。

據報導，生的或熟的南瓜子，若每天吃 20 克，連續吃 3 個月，可使因前列腺肥大而引起的小腹痛、尿頻和排尿困難等症狀明顯好轉或消失。

所以，為了保護前列腺健康，男性朋友最好每天吃點南瓜子。

## 吃南瓜子有講究

**1　正確選購**
要選購品質好的南瓜子，生熟均可。選購時以個大、顆粒飽滿、無黴爛變質、無蟲蛀者為佳。

**2　食用方法**
吃南瓜子最好用手剝著吃，不要用牙嗑；南瓜子也可以磨成粉食用，將生南瓜子在鍋裡炒一下，然後再研磨成粉。

**3　適量食用**
每天食用 20 克南瓜子，不宜太多，否則容易造成口內生瘡、牙齦炎等。

**4　食用注意**
不宜食用黴變的南瓜子。黴變的南瓜子不僅營養價值下降，還含有致癌物質。

| 營養素 | 防癌保健功效 | 代表食物 |
|---|---|---|
| 膳食纖維 | • 刺激腸道蠕動，促進排便<br>• 吸收水分，軟化糞便<br>• 吸附大腸中的致癌物質 | 玉米、紅番薯、燕麥、蕎麥、芹菜、油菜、胡蘿蔔、香蕉、蘋果、黃豆、綠豆、紅豆、黑木耳、海帶等 |
| 維生素A | • 保護視力，預防眼病<br>• 強化皮膚黏膜<br>• 預防源於上皮組織的惡性腫瘤 | 胡蘿蔔、南瓜、菠菜、韭菜、茼蒿、青花菜、芒果、柳丁、橘子、柿子、香蕉等 |
| 胡蘿蔔素 | • 抗氧化性強<br>• 可轉化為維生素A<br>• 預防心血管疾病 | 胡蘿蔔、南瓜、番茄、辣椒、豌豆苗、芒果、木瓜、西瓜、哈密瓜、金桔、紫菜、綠茶、枸杞子等 |
| 維生素C | • 促進傷口癒合<br>• 增強抗病能力<br>• 抗輻射，保護細胞<br>• 阻斷致癌物的生成 | 青花菜、青椒、番茄、黃瓜、苦瓜、油菜、菠菜、奇異果、檸檬、柳丁、橘子、草莓、新鮮紅棗等 |
| 維生素E | • 保護皮膚、神經、肌肉<br>• 抗氧化，清除自由基<br>• 強化維生素A的作用<br>• 抑制致癌物的形成 | 全麥、黑豆、黃豆、口蘑、萵筍、核桃、杏仁、松果、榛果、芝麻、大豆油、花生油、橄欖油等 |
| 維生素$B_2$ | • 減少皮膚癌概率<br>• 分解致癌物質<br>• 避免脂肪堆積 | 穀物、大豆、深色蔬菜、番茄、香蕉、雞肉、蛋類等 |
| 維生素$B_6$ | • 促進代謝，減少脂肪堆積<br>• 調節女性雌激素<br>• 提高免疫力 | 全麥、糙米、燕麥、蕎麥、雞肉、牛肉、魚類、蛋類、胡蘿蔔、馬鈴薯、香蕉、芒果等 |
| 維生素D | • 促進鈣和磷的吸收<br>• 幫助生長發育<br>• 預防乳癌、結腸癌 | 深海魚類、蛋黃、乾香菇、紅黃甜椒、櫻桃、柿子、草莓、奇異果等 |

| 營養素 | 防癌保健功效 | 代表食物 |
|---|---|---|
| 鉀 | <ul><li>維持肌肉、神經功能</li><li>維護心肌活動</li><li>維持體內鉀、鈉平衡</li><li>增強機體抗癌能力</li></ul> | 黃豆、蠶豆、綠豆、馬鈴薯、菠菜、竹筍、蘆筍、香蕉、蘋果、西瓜、花生、核桃等 |
| 硒 | <ul><li>預防動脈粥樣硬化</li><li>抗氧化，保護細胞</li><li>增強免疫力</li><li>預防重金屬的危害</li></ul> | 糙米、大麥、燕麥、青花菜、大蒜、洋蔥、番茄、香菇、魚蝦、牡蠣、紫菜、海帶、腰果、蛋類等 |
| 鋅 | <ul><li>促進新陳代謝</li><li>幫助生長發育</li><li>增強免疫力</li><li>預防前列腺癌</li></ul> | 糙米、小米、玉米、黃豆、扁豆、白蘿蔔、茄子、白菜、馬鈴薯、南瓜子、牛肉、牡蠣、魚蝦等 |
| 鈣 | <ul><li>強化骨質和牙齒</li><li>維持體液酸鹼平衡</li><li>提高機體免疫力</li></ul> | 黃豆、豆腐、油菜、小白菜、海帶、紫菜、蝦皮、豬排骨、貝類、牛奶、優酪乳、蛋黃、花生、芝麻等 |
| 鎂 | <ul><li>幫助鈣質吸收</li><li>維持細胞的正常功能</li><li>天然的鎮靜劑</li><li>維護心血管健康</li></ul> | 小米、燕麥、莧菜、菠菜、芹菜葉、蠶豆、豌豆、油菜、花椰菜、青花菜、桂圓、香蕉、花生、黃豆、綠豆、黑豆等 |
| 鐵 | <ul><li>為細胞輸送氧氣</li><li>協助造血，預防貧血</li><li>健全免疫系統</li><li>增強抗感染能力</li></ul> | 菠菜、芥菜葉、豌豆、扁豆、小白菜、葡萄乾、黑木耳、豆類、動物血、豬瘦肉、牛肉、牡蠣、蛤蜊、蛋黃等 |
| 碘 | <ul><li>促進人體新陳代謝</li><li>維持甲狀腺正常功能</li><li>預防甲狀腺癌</li><li>預防乳癌、卵巢癌等</li></ul> | 海帶、紫菜、海帶芽、蝦皮、海蜇、海參、菠菜、大白菜、芹菜、蛋類、碘鹽等 |
| 鉬 | <ul><li>幫助鐵質發揮功效</li><li>預防齲齒、腎結石</li><li>阻斷亞硝胺的合成</li><li>預防食道癌</li></ul> | 糙米、燕麥、扁豆、豌豆、黃豆、紅豆、白菜、菠菜、白蘿蔔、茄子、雞肉、鴨肉、蛋類、魚類等 |

| 營養素 | 防癌保健功效 | 代表食物 |
|---|---|---|
| 多酚 | • 抗氧化，保護細胞<br>• 消炎，降血脂 | 蘋果、紅葡萄、藍莓、芒果、花椰菜、洋蔥、綠茶等 |
| 花青素 | • 增進視力<br>• 保護心血管<br>• 減少炎症<br>• 抗氧化，抑制癌細胞 | 紫米、黑米、紫薯、紫甘藍、茄子、葡萄、藍莓、櫻桃、草莓、桑葚等 |
| 異黃酮 | • 調節人體激素水準<br>• 降低膽固醇，抗輻射<br>• 抗氧化，防止細胞突變 | 黃豆、黑豆、豌豆、豆腐皮、豆腐、豆漿、芹菜、花椰菜等 |
| 吲哚 | • 分解過剩雌激素<br>• 強化免疫系統<br>• 抑制苯並芘的活性 | 高麗菜、青花菜、花椰菜、油菜、大白菜、小白菜、芥藍等 |
| 有機硫化物 | • 良好的殺菌能力<br>• 啟動免疫細胞活性<br>• 預防多種癌症 | 青花菜、高麗菜、花椰菜、甘藍、白蘿蔔、大蒜、洋蔥等 |
| 番茄紅素 | • 保護心腦血管<br>• 增強免疫力<br>• 抗氧化，清除自由基<br>• 預防胃癌、乳癌、前列腺癌等 | 番茄、胡蘿蔔、西瓜、葡萄、木瓜、石榴、葡萄柚、芒果、柑橘等 |
| 多醣體 | • 降低膽固醇<br>• 調節血糖<br>• 增強免疫力<br>• 抗氧化，抑制細胞癌變 | 燕麥、大麥、山藥、黑木耳、銀耳、金針菇、香菇、口蘑、猴頭菇、海帶、海藻等 |
| 乳酸菌 | • 改善腸道菌群<br>• 活化免疫細胞<br>• 預防便秘及腸癌 | 優酪乳、乳酸菌飲料、乳酪等 |
| ω-3 脂肪酸 | • 降低膽固醇<br>• 消炎抗過敏<br>• 抑制癌細胞 | 鱸魚、鱒魚、鮭魚、沙丁魚、鮭魚、鮪魚、菜籽油、大豆油、橄欖油、堅果等 |

| 營養素 | 防癌保健功效 | 代表食物 |
|---|---|---|
| 葉酸 | • 促進胚胎健全發育<br>• 維持細胞正常分裂<br>• 預防肺癌、結腸癌、乳癌等 | 大麥、燕麥、菠菜、番茄、胡蘿蔔、高麗菜、橘子、櫻桃、香蕉、檸檬、葡萄、奇異果、黃豆、核桃、栗子、雞肉、牛肉、蛋類等 |
| 維生素 U | • 改善肝臟功能<br>• 促進胃及十二指腸潰瘍癒合<br>• 預防消化系統癌症 | 高麗菜、白菜、青花菜、萵苣等 |
| 生物鹼 | • 消除疲勞<br>• 清除體內自由基 | 薏仁、茄子、番茄、洋蔥、木瓜、香蕉、鳳梨等 |
| 兒茶素 | • 抑制血壓上升<br>• 抗氧化，預防癌症 | 綠茶、紅茶等 |
| 槲皮素 | • 抑制動脈粥樣硬化<br>• 抗氧化，預防癌症 | 蕎麥、洋蔥、柑橘等 |
| 黏蛋白 | • 養護腸胃，修復黏膜<br>• 促進腸胃蠕動，預防便秘<br>• 預防胃癌、腸癌 | 山藥、秋葵、南瓜等 |
| 葉綠素 | • 增強免疫力<br>• 抑制癌細胞增殖 | 綠色蔬菜 |
| 葉黃素 | • 保護視力，預防眼病<br>• 抗氧化，消除自由基 | 菠菜、青花菜、高麗菜等 |
| 穀胱甘肽 | • 抗氧化，消除自由基<br>• 分解有毒物質 | 玉米、菠菜、青花菜等 |

高寶書版集團
gobooks.com.tw

生活醫館 111

# 每天清除癌細胞

防癌食物營養大揭祕，22種關鍵營養素解析╳65種特效食材大全╳9種常見癌症預防食療，營養師教你輕鬆預防癌症

| | |
|---|---|
| 作　　者 | 王海玲 |
| 特約編輯 | 蔡竹欣 |
| 助理編輯 | 陳柔含 |
| 美術編輯 | 黃馨儀 |
| 內頁排版 | 趙小芳 |
| 企　　劃 | 鍾惠鈞 |

| | |
|---|---|
| 發 行 人 | 朱凱蕾 |
| 出 版 者 | 英屬維京群島商高寶國際有限公司台灣分公司 |
| | Global Group Holdings, Ltd. |
| 地　　址 | 台北市內湖區洲子街 88 號 3 樓 |
| 網　　址 | gobooks.com.tw |
| 電　　話 | 02-27992788 |
| 電　　郵 | readers@gobooks.com.tw（讀者服務部） |
| | pr@gobooks.com.tw（公關諮詢部） |
| 傳　　真 | 出版部 02-27990909 |
| | 行銷部 02-27993088 |
| 郵政劃撥 | 19394552 |
| 戶　　名 | 英屬維京群島商高寶國際有限公司台灣分公司 |
| 發　　行 | 希代多媒體書版股份有限公司 / Printed in Taiwan |
| 初版日期 | 2019 年 7 月 |

國家圖書館出版品預行編目 (CIP) 資料

每天清除癌細胞 / 王海玲著 . -- 初版 . -- 臺北
市 : 高寶國際出版 : 高寶國際發行 , 2019.07
　　面；　公分 . -- (HD111)
ISBN 978-986-361-703-7( 平裝 )

1. 癌症　2. 健康飲食　3. 食療

417.8　　　　　　　　　　108009481

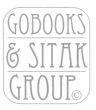